DIAGNOSTIC PRÉCOCE

DE LA

PHTISIE PULMONAIRE COMMUNE

VALEUR SÉMÉIOLOGIQUE DES RESPIRATIONS ANOMALES

PAR

Le Docteur Ét. BATLLE

ANCIEN EXTERNE DES HÔPITAUX DE PARIS

ANCIEN PRÉPARATEUR DES TRAVAUX PRATIQUES DE PHYSIOLOGIE

A LA FACULTÉ DE MÉDECINE DE MONTPELLIER

PARIS

G. STEINHEIL, ÉDITEUR

2, rue Casimir-Delavigne, 2

—

1888

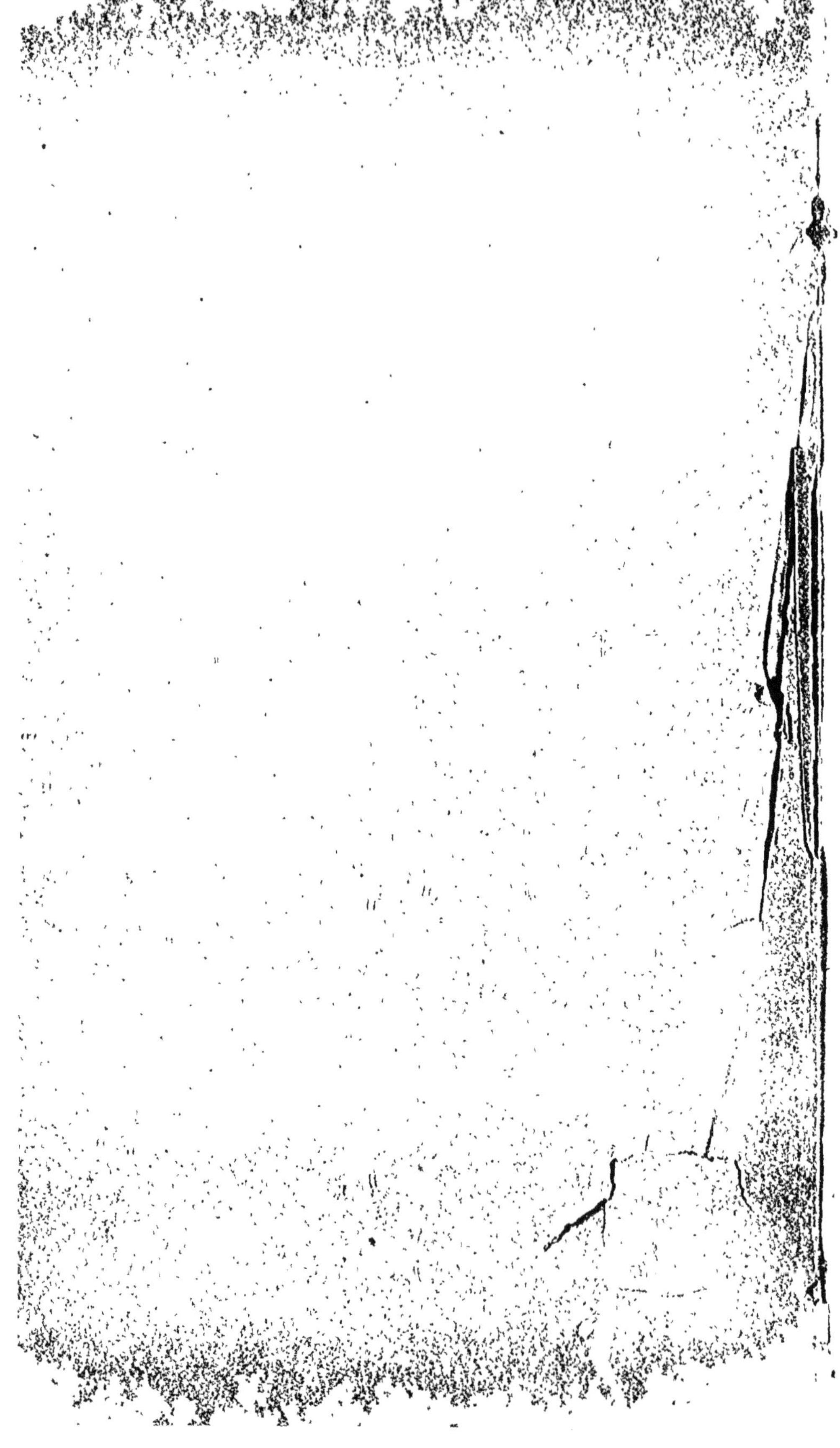

DIAGNOSTIC PRÉCOCE

DE LA

PHTISIE PULMONAIRE COMMUNE

VALEUR SÉMÉIOLOGIQUE DES RESPIRATIONS ANOMALES

DIAGNOSTIC PRÉCOCE

DE LA

PHTISIE PULMONAIRE COMMUNE

VALEUR SÉMÉIOLOGIQUE DES RESPIRATIONS ANOMALES

PAR

Le Docteur Ét. BATLLE

ANCIEN EXTERNE DES HÔPITAUX DE PARIS

ANCIEN PRÉPARATEUR DES TRAVAUX PRATIQUES DE PHYSIOLOGIE

A LA FACULTÉ DE MÉDECINE DE MONTPELLIER

PARIS

G. STEINHEIL, ÉDITEUR

2, rue Casimir-Delavigne, 2

1888

PRÉFACE

En choisissant pour sujet de notre thèse inaugurale : *Diagnostic précoce de la phtisie pulmonaire commune,* nous avons été guidé par cette double conviction : 1º que la phtisie est curable; 2º que l'efficacité de la thérapeutique dépend de la précocité de l'intervention, c'est-à-dire du diagnostic. Par : *valeur séméiologique des respirations anomales,* nous avons voulu entendre que, parmi les signes de la tuberculisation commençante, les altérations du murmure vésiculaire et plus spécialement la rudesse et la tonalité grave de l'inspiration sont les premiers en date et en importance.

Les observations qui ont servi de base à notre étude, semblent devoir justifier une pareille opinion. Elles ont été recueillies dans le service de M. le professeur Grancher, et les malades dont elles rapportent l'histoire, suivis, pour la plupart, pendant toute une année. Que notre excellent maître veuille bien nous accorder d'invoquer pour nos conclusions l'autorité de son patronage. Sa direction assidue, son contrôle bienveillant nous ont permis de mener à bonne fin un travail que nous n'aurions pas osé entreprendre sans ses conseils. Nous sommes aussi heureux de remercier M. Queyrat, son chef de clinique, de l'intérêt qu'il a porté à nos recherches et du soin avec lequel il a utilisé, à notre profit, les ressources de la consultation gratuite de l'hôpital des Enfants.

M. le professeur Potain nous a fait, en acceptant la présidence de notre thèse, un honneur dont nous sentons tout le prix; nous lui en sommes profondément reconnaissant.

INTRODUCTION

« Il est des maladies, dit Fonssagrives, autour desquelles
tant de matériaux ont été entassés que l'esprit ne les envi-
sage qu'avec une sorte de lassitude. » C'est de la phtisie
qu'il parlait. Et cependant, malgré la multitude de recherches
qu'elle a suscitées, malgré l'importance des résultats acquis,
elle n'a rien perdu de sa gravité, son extension ne s'est pas
ralentie et sa thérapeutique attend encore le bénéfice de
tant de travaux (1). Comme Wahl, Haviland, Lehman,
Wurzburg, Bertillon, le prouvent par leurs statistiques, elle
décime la population des grandes villes, ravage les prisons
et les casernes, et menace d'extermination des peuplades en-
tières (2). La découverte de Koch semblait devoir être dans
le traitement de la phtisie pulmonaire le signal d'une réno-
vation totale. Connaissant le bacille pathogène, on allait pouvoir le combattre et le dompter. Les expériences de Hiller,
de Schill et Fischer, les essais de Florand (3), de Vittorio

(1) JACCOUD. — *Clinique* (Pitié. 1883-84.
(2) MAYS. — Does pulmonary consumption tend to exterminate the american
Indian. (*New-York med. j.* 3 sept. 1887.)
(3) FLORAND. — Thèse de Bordeaux. 1886-87.

Cavagnis (1), n'ont pas jusqu'ici justifié de telles espérances.
Rien n'a encore été changé aux vieilles formules, et la vaccination anti-tuberculeuse est toujours un problème de l'avenir.

Mais en attendant cette révolution salutaire, sommes-nous
donc désarmés en face de la tuberculose? Devons-nous, avec
Guéneau de Mussy, nous consoler de notre impuissance en
la regardant comme un moyen d'élimination des races dégé-
nérées, et dédaigner de recourir contre elle aux bons vésicatoires, à l'huile de foie de morue, à l'hygiène du grand air,
de l'exercice et du soleil? Fonssagrives était partisan de
cette résignation : « Peut-on arriver, écrivait-il, par un usage
judicieux de ces moyens, à guérir la phtisie, et cette affection,
une fois développée, est-elle donc curable? nous ne le pensons
pas et nous désespérons même qu'elle le soit jamais (2). »

Cette opinion décourageante n'a point prévalu : « Si la curabilité de la phtisie n'existait pas, répond G. Sée, il faudrait
l'inventer, ne fût-ce que pour consoler le malade et pour justifier le médecin (3). » Heureusement, l'observation clinique,
l'anatomie morbide, les données de la physiologie expérimen-
tale, tout concourt à la démonstration de la guérison possible.
La phtisie commune peut guérir à tous ses degrés, dans toutes
ses manifestations. Ne sait-on pas, depuis les travaux de Cruveilhier, de Charcot, de Langhans, de Grancher, que la sclé-
rose, processus curatif, est, en même temps que la métamor-

(1) CAVAGNIS. — *Académie des sciences.* 20 nov. 1886, et SALAMA (Cesare):
Applicazione di un tentativo di batterioterapia nella cura della tubercolose pul-
monare. (*Giorn. int. d. sc. med.* Napoli. 8. 1885.)

(2) AUDOUIN. — *Essai sur le tuberculeux au point de vue de la curabilité.*
Th. de Montpellier, 1880.

(3) G. SÉE. — *Phtisie bacillaire.* Paris, 1884. p. 418.

phose caséeuse, processus destructeur, une des tendances de la granulation tuberculeuse?

Les autopsies faites par Brouardel à la Morgue, par Natalis Guillot (1) à Bicêtre, ne laissent aucun doute sur la réalité de cette cicatrisation spontanée. Si la transformation fibreuse ne guérit pas à coup sûr, elle ralentit du moins les progrès du mal et substitue une lésion lente à une destruction imminente. C'est à favoriser cette tendance naturelle de la première poussée tuberculeuse que doivent tendre tous les efforts de la phtisio-thérapie. Grâce à cette évolution réparatrice, le tubercule pulmonaire peut, à toutes les périodes de son développement, devenir un tubercule de guérison. (Cruveilhier.)

Mais est-il besoin de faire remarquer que le retour de l'organe atteint, à son intégrité fonctionnelle, sera plus imparfait, sa réparation plus laborieuse, à mesure que la lésion sera plus avancée? Déjà, quand apparaissent les craquements humides, la barrière scléreuse ne se forme pas sans peine; c'est que, dit G. Sée, « lorsque le poumon craque, tout l'organisme craque et menace de s'effondrer. » Il est cependant des cavernes qui se rétractent et se comblent, et Guéneau de Mussy a retrouvé bien portants des malades chez lesquels il avait constaté, quinze et vingt ans avant, des signes cavitaires. Mais combien de phtisiques peuvent espérer bénéficier de pareilles exceptions ? C'est donc au début même qu'il faut agir : « Le premier point dans le traitement, dit Bennett (2), le point le plus important, est d'arrêter la marche

(1) Cité par DUPASQUIER. — *De la pht. pulm. ; dans quelle proportion elle peut guérir.* (Th. de Lyon. 1880.)

(2) BENNETT. — *Rech. sur le trait. de la pht. pulm.* 1874.

de la maladie pulmonaire, comme dans un incendie la première chose à faire est d'en arrêter les progrès, d'en concentrer les dégâts dans le lieu attaqué. » Malheureusement, pour ce qui est de la tuberculose, le feu peut longtemps couver et les flammes apparaître avant même que l'on ait aperçu de la fumée.

« Rien n'est plus variable, en effet, que l'entrée en matière de la phtisie pulmonaire ; souvent aussi rien n'est plus insidieux, rien n'est plus difficile à dépister. Il est donc indispensable d'étudier avec grand soin les premiers désordres qui se produisent dans les différents appareils, de tenir compte de tous, même des médiocres, puisque d'ordinaire la réunion synthétique d'un certain nombre d'entre eux fournira seule une indication précise. »

Ce passage, emprunté au remarquable article de Hanot (1), indique la marche que nous avons suivie et les raisons pour lesquelles nous avons cru devoir l'adopter. Si l'on est bien obligé de reconnaître, avec Grancher et Hutinel (2), que « la tuberculose pulmonaire en tant que lésion locale ne peut être révélée que par des signes locaux », il n'en est pas moins vrai qu'elle n'est pas toute, il s'en faut de beaucoup, dans les lésions spécifiques du poumon. Il n'est pas un organe qui ne puisse s'y associer par les altérations les plus multiples ; et, au milieu de la symptomatologie indécise de ses débuts, que de variations individuelles, que de combinaisons capricieuses, que d'incidents passagers ! Si souvent une toux persistante, une hémoptysie inattendue, des bronchites répétées, une pleurésie suspecte attirent du côté de la poitrine l'attention

____

(1) *Dict. de méd. et de chir. prat.*, tom. XXVII, article Phtisie.
(2) *Dict. encycl. des sc. méd.*, article Phtisie.

du médecin, que de fois ne lui arrivera-t-il pas d'être consulté pour des accidents dans la pathogénie desquels l'appareil pulmonaire ne paraîtra pas intéressé, et dont il oubliera peut-être de rechercher dans les données d'une auscultation minutieuse le véritable point de départ?

Ce n'est donc pas seulement au poumon, mais partout qu'il faut observer le phtisique. Il ne suffit pas de savoir apprécier à leur juste valeur les respirations anomales; encore faut-il connaître les conditions dans lesquelles on peut être amené à les constater. Voilà pourquoi nous avons successivement étudié : 1° le prédisposé et les bacilloses prémonitoires; 2° les symptômes généraux, et 3° les symptômes locaux de la bacillose pulmonaire.

PREMIÈRE PARTIE

LE PRÉDISPOSÉ. — LES BACILLOSES PRÉMONITOIRES

CHAPITRE PREMIER

HÉRÉDITÉ

Actuellement, la tuberculose doit être considérée comme une maladie infectieuse, transmissible et inoculable. Toutes ses manifestations, quelque variées qu'elles soient, ont une cause unique, un microbe qui pénètre dans l'organisme, s'y reproduit et s'y répand, s'y conserve au besoin dans un long sommeil, attendant l'heure propice à la mise en œuvre de son activité nocive. Or, ce microbe est répandu autour de nous « avec cette prodigalité que la nature met à semer la matière fécondante » (1), et il a pour nous envahir bien des routes ouvertes. Il se glisse par une plaie cutanée; l'air que nous respirons le porte dans nos poumons; nos aliments lui servent de véhicule, et il semble même qu'il puisse, pour pénétrer chez nous, utiliser la voie uro-génitale. Enfin cette infection toujours menaçante ne peut-elle être un fait accompli dès la naissance (1)? « L'in-

(1) G. Sée. — *Loc. cit.*, p.
(2) Rohlff. — *Beitrage zür Frage der Erblichkeit der Tuberculose.* (Th. Kiel. 1885.)

fection tuberculeuse par le placenta doit être considérée comme possible, dit Straus (1) ; mais la rareté des faits expérimentaux qui servent de base à cette conclusion ne permet pas de les invoquer pour la théorie d'un fait aussi général que celui de l'hérédité tuberculeuse. » Toutefois, si malgré les recherches de Jahni (2), de Frœbelius (3), de Firket (4), de Landouzy et Martin (5), de Roth (6), de Wolffberg (7), l'obscurité règne encore sur le processus anatomique de la contagion conceptionnelle, les observations cliniques de Leudet (8), de Lannelongue (9), de Landouzy (10), de Queyrat (11), ne permettent pas de douter de sa réalité. On peut naître non seulement tuberculisable, mais déjà tuberculeux.

L'hérédité peut donc fournir la graine ; souvent aussi elle ne fait que lui préparer le terrain. C'est moins de

---

(1) STRAUS. — Rôle des microbes pathogènes dans la transmission héréditaire des maladies infectieuses. (*Bulletin médical*. 30 mars 1887.) et KOUBASSOF. — *Passage des microbes pathogènes de la mère au fœtus.* (Acad. des Sc. 1883.)

(2) JAHNI. — *Archives de Virchow.* Bd CIII, p. 522. 1886.

(3) FRŒBELIUS. — *Jahrbuch fur Kinderheilkunde.* t. XXIV, p. 47, 1886.

(4) FIRKET. — Etude sur les conditions anatom. de l'Hérédité de la tub. (*Rev. de méd.*, 10 janvier 1887.)

(5) LANDOUZY et MARTIN. — Faits clin. et exp. pour servir à l'histoire de l'Héréd. de la tub. (*Rev. de méd.* 1883, p 1014.)

(6) ROTH. — Der bacillus Kochii und die Erblichkeit der tuberculose (*Berlin. Klin. Woch.* 1885.)

(7) WOLFFBERG. — Zur theorie und Erforschung der hereditat der Lungenschwindsucht. (*Deutsch. med. Woch.* 18.5.)

(8) LEUDET. — *De la tub. pulm. dans les familles.* Acad. de méd. 14 avril 1885.

(9) LANNELONGUE. — De la tub. ext. congénitale et précoce. *Revue de Verneuil.* 1887, tom. I, p. 73.

(10) LANDOUZY, — De la fréquence de la tub. du premier âge. *Revue de méd.*, mai 1887.

(11) QUEYRAT. — *Contrib. à l'ét. de la tub. du prem. âge.* (Th. Paris, 1886.

l'affection dont on hérite que de la somme des conditions qui permettent ou empêchent son développement. Les parents tuberculeux transmettent à leurs enfants une aptitude morbide spéciale qui les rend plus sensibles à l'action de la cause effective ; grâce à elle, « les fils de lymphatiques, d'arthritiques, de déchus, acquerront un jour ou l'autre, à la faveur de leur hérédité malencontreuse, la tuberculose par l'un quelconque des procédés de contagion » (Landouzy et Martin). Mais cette indigence qui « fait le lit » à la tuberculose, n'est pas seulement et toujours congénitale. Elle est créée aussi par l'alimentation vicieuse, par le défaut d'exercice et de grand air, par toutes les maladies qui débilitent, toutes ces causes de déchéance organique, de misère physiologique, que M. Peter a si bien étudiées dans ses cliniques et dont il résume les effets en un seul mot : l'inanition.

C'est que l'absorption du bacille spécifique en bon état de vitalité ne suffit pas pour engendrer la maladie. La transmission n'est point fatale et il est rassurant de constater que pour si exposés que nous soyons à la contagion, nous n'en sommes néanmoins qu'exceptionnellement victimes. « Nous ne sommes pas tous bons bouillons de culture », disait le prof. Trélat (1) dans une de ses cliniques, exprimant ainsi d'une façon très originale la nécessité de cette connivence de l'organisme, de ces modifications de structure innées ou acquises qui réalisent dans nos tissus les conditions favorables au développement et à la pullulation du parasite.

____

(1) Trélat : cité par Hutinel et Grancher. — *Dict. encycl. des sc. méd.*, art. Phtisie.

CHAPITRE II

LE PRÉDISPOSÉ

Cette aptitude phtisiogène a-t-elle des caractères distinctifs? Peut-on, à certains signes, reconnaître le candidat à la tuberculose? La prophylaxie est directement intéressée à la solution de ce problème. Le résoudre par l'affirmative, c'est se déclarer prêt, le cas échéant, à organiser la résistance; c'est admettre la nécessité de rendre stérile le terrain qui paraît devoir féconder le microphyte. Les auteurs du *Compendium* n'admettaient pas que la prédisposition aux tubercules pulmonaires pût se déceler par une attitude spéciale. Staub (1) croyait, au contraire, « que dans la majorité des cas la constitution des phtisiques est originelle et qu'elle se traduit par des caractères d'autant plus nombreux et plus manifestes, que le sujet se rapproche de l'âge où l'organe menacé est appelé à jouir de toute l'énergie de son activité fonctionnelle. »

Les principaux traits de cette *constitution tuberculeuse* étaient : la blancheur de la peau, la faiblesse et la gracilité du système osseux et de la musculature; un aspect atrophique pouvant réaliser, dans ses limites extrêmes, ces types d'être avorté, n'ayant les apparences ni de son âge, ni de son sexe, et que Lorain décrivait sous le nom d'infantilisme et de féminisme (2). « La souffrance diathésique, écrivait déjà Bourdon en 1865, peut-être le corps étranger qui gît latent dans

(1) *Essai sur l'étiologie des tubercules.* 1835.
(2) Lorain : cité par Fáneau de Lacour. — *Du féminisme et de l'infantilisme chez les tuberculeux.* (Thèse de Paris. 1871.)

l'organisme, ont agi comme cause permanente de cet arrêt de développement (1). »

L'étude du *facies* avait surtout préoccupé les observateurs. On attribuait au futur tuberculeux une peau fine et rosée, laissant apercevoir par transparence un réseau veineux dilaté; des sclérotiques bleutées, des traits finement dessinés, une figure un peu allongée, habituellement intelligente, mobile, impressionnable : « Il y a, disait Vosy (2), dans ce facies pâli, à traits affaissés, à regard languissant, à réflexion inquiète, quelque chose de particulier qui fait sur l'esprit du médecin une impression pénible. »

Plus récemment, un élève de M. Landouzy, Dewèvre (3), a signalé la réceptivité singulière que présentent les *roux* pour la tuberculose, et les 104 observations de sa thèse paraissent légitimer cette conclusion que « tout *Vénitien* rencontré dans nos hôpitaux est tuberculeux, ou candidat officiel à la phtisie pulmonaire (4). » Ces données de l'habitude extérieure qui s'offrent d'elles-mêmes à l'observation du médecin, sans exiger de sa part ni demande ni recherche préliminaires, ne sont point négligeables. Sans doute, selon la remarque de Pidoux, tout phtisique ne porte pas le diagnostic écrit sur sa figure, et Laënnec avait observé que

---

(1) Bourdon. — *De l'arrêt de développement chez les phtisiques.* (Thèse de Paris. 1805.)

(2) Vosy. — *Habitus des phtisiques.* (Thèse de Paris. 1872.)

(3) Dewèvre. — *De la prédisposition des roux à la tuberculose.* (Thèse de Paris. 1883.)

(4) On trouve dans le règne animal des aptitudes physiologiques semblables. C'est ainsi que les vaches blanches sont plus que les autres prédisposées à la phtisie. — Certaines plantes, d'après Darwin, incommodent les moutons à laine blanche, tandis que les individus de même espèce mais de couleur noire s'en nourrissent impunément.

« la terrible maladie emporte fréquemment les hommes les plus robustes et les mieux constitués. » Mais Andral corrigeait dans une note ce que cette affirmation lui paraissait avoir d'exagéré : « Il y en a sans doute, ajoutait-il, mais ce sont des exceptions, et il faut reconnaître que le plus souvent on trouve dans la constitution de ceux qui sont destinés à succomber à la tuberculisation pulmonaire, un ensemble de caractères qui peuvent à l'avance faire prévoir le développement de cette maladie. »

L'attention doit se porter surtout sur les *poitrines mal conformées*. « On chercherait vainement dans l'économie, dit Sappey, un appareil où l'énergie de la fonction soit aussi rigoureusement liée au volume des organes. » Pour ces raisons, et grâce à la proximité du viscère pour lequel le bacille tuberculeux témoigne une prédilection si constante, les résultats de l'examen auront ici une signification plus positive. L'aspect du thorax n'a pas, il est vrai, chez tous les phtisiques, une netteté qui se prête à la description d'un type pathognomonique. Chez beaucoup d'entre eux, chez le quart, d'après Voillez, il est régulier et bien développé. D'autres fois, au contraire, bien que plus rarement, une cage thoracique manifestement déformée contient des poumons absolument sains. Mais dans la majorité des cas, les conformations vicieuses de la poitrine constituent un avertissement qui n'est pas sans valeur. On a noté un abaissement des clavicules (Hanisch), leur saillie, leur allongement atrophique, et par suite, une exagération du diamètre bi-huméral (Charpy) (1). Les côtes sont souvent minces, trop courbées, trop

______
(1) CHARPY. — *Rev. d'Anthropologie*, mai 1884.

obliques de haut en bas (Steinbrenner) (1). Freund a signalé la brièveté excessive des trois premières (2). Gintrac (3) insistait sur la diminution de l'espace intermammaire. On constatera fréquemment l'étroitesse de la poitrine. Alph. Leroy (4) l'avait notée dans certaines familles dont la plupart des membres mouraient avant trente ans. Hirtz (5) la trouvait surtout marquée à la partie supérieure, et en faisait un signe certain de tuberculisation pulmonaire.

L'emploi des mensurations et du compas d'épaisseur est venu donner plus de précision à cette appréciation des déformations thoraciques. Les résultats obtenus par Gintrac, J. Guérin, Voillez (6), Truc (7), Reboul (8), peuvent se résumer en quelques mots : les différences fondamentales entre la poitrine de l'homme sain et de l'homme tuberculeux portent sur deux ordres d'éléments : la capacité totale et la forme extérieure. Chez le phtisique, tous les diamètres étant amoindris, la capacité est inférieure à la normale.

Faut-il pousser plus loin cet examen méthodique de la poitrine? Tenir compte, avec Janssen (9), de l'élasticité du thorax, et calculer la différence que déterminent entre les périmètres une inspiration et une expiration profondes suc-

---

(1) STEINBRENNER. — *L'expérience*, 1840.

(2) FREUND : cité par G. SÉE. — *Loc. cit.*

(3) GINTRAC. — *Bull. Acad. de méd.* 1862.

(4) ALP. LEROY : cité par GRANGÉ. — *Des sympt. de la tuberculisation chez les enfants.* (Th. Paris. 1871.)

(5) HIRTZ. — Thèse de Strasbourg. 1836.

(6) VOILLEZ. — *Arch. de Méd.* 1859.

(7) TRUC. — Études sur le thorax de l'homme tuberculeux. (*Lyon médical.* juin et juillet 1883.)

(8) REBOUL. — *Du thorax tuberculeux.* (Th. Montpellier. 1887.)

(9) JANSSEN. — *Revue de Hayem.* 1882, tom. XIX, p. 723.

cessives? Mesurer, comme le fait M. Charpy, les variations de l'angle xyphoïdien (1)? Enfin peut-on, avec M. Truc, assigner au thorax tuberculeux deux types essentiels, l'un, conoïde, à base supérieure, l'autre, ellipsoïde, rétréci de haut en bas, à forme de baril aplati? Sans nier la légitimité de ces déductions, tirées d'ailleurs des faits eux-mêmes, nous doutons cependant qu'elles puissent être, en pratique, fréquemment applicables. Le plus souvent, l'inspection seule suffira à reconnaître le thorax tuberculeux primitif. Il est réalisé non seulement par la diminution de ses diamètres, mais aussi par la dégradation de toutes ses parties constituantes; à la brièveté, à la direction anormale des côtes s'ajoute la faiblesse des muscles destinés à les mouvoir. Il se rencontre aussi bien chez les tuberculeux périphériques que chez les tuberculeux pulmonaires. Il n'est que l'expression locale de cette persistance du type infantile, de cet arrêt de développement, qui, chez le prédestiné, se retrouvent dans tous les organes. Il signifie : amplitude des mouvements respiratoires incomplète, ventilation diminuée et, comme conséquence, stagnation de l'air, stagnation des mucosités, implantation facile du microbe sur ce terrain à activité ralentie, à fonctionnement entravé.

Voilà pourquoi *les déformations thoraciques sont un indice précieux chez les sujets désignés par leurs antécédents héréditaires comme manifestement prédisposés à recevoir le germe de la phtisie.*

(1) On désigne sous le nom d'angle xyphoïdien, l'espace compris entre lse rebords cartilagineux divergents des fausses côtes et la base de l'appendice xyphoïde. A l'état normal et chez l'adulte, il oscille entre 70° et 78°. MM. Truc et Charpy considèrent comme suspects de tuberculose les sujets chez lesquels il est inférieur à 60°.

CHAPITRE III

BACILLOSES PRÉMONITOIRES

Ces données de l'habitude extérieure, altération du facies, attitude spéciale, anomalies de structure, ne trahissent que la prédisposition morbide; le terrain est prêt pour la germination de la graine. Mais que la poussière pathogène se trouve alors, par mésaventure, introduite dans les voies aériennes, et l'infection, de menaçante qu'elle était, passera à l'état de fait accompli. C'est en effet par l'inhalation de parcelles tuberculeuses qu'elle est le plus souvent réalisée. Sur un relevé de 3104 cas de tuberculoses diverses, la tuberculose du poumon figure, d'après Biedert (1), pour 92, 2 %. La dissémination du germe virulent dans l'air que nous respirons, l'hypotrophie constitutionnelle (2) des tissus sur lesquels il lui est si facile de parvenir, expliquent cette fréquence de la tuberculisation pulmonaire.

Est-ce à dire pour cela qu'elle soit nécessairement primordiale, et le bacille n'a-t-il devant lui d'autre route libre que celle qui conduit directement à nos poumons ? Certes, l'appareil respiratoire est bien son siège de prédilection, mais il

(1) Cité par Schachmann. — Portes d'entrée et voies de propagation des bacilles de la tub. (*Arch. de Méd.*, mai 1885.)

(2) Jaccoud. — *Cliniques*, 1884-85.

peut, pour y parvenir, employer des voies détournées. Primitive, en effet, dans la grande majorité des cas, la lésion thoracique peut n'être que secondaire; le bacille, cantonné d'abord sur un autre organe, s'y développe et s'y multiplie; puis, à une époque plus ou moins éloignée de son implantation première, il peut, par les vaisseaux sanguins ou lymphatiques, gagner le poumon et y créer une nouvelle colonie. Cette auto-infection, il est vrai, est loin d'être fatale. Le foyer extra-pulmonaire peut rester accident local et guérir. Cicatrisé ou en évolution, il n'en est pas moins une menace permanente et conséquemment l'indice positif de la nécessité du traitement prophylactique.

L'histoire de ces *Bacilloses locales* est de date récente. Le mémoire de Friedländer (1) ne fait que poser la question; la découverte de Koch permit seule de la résoudre. Les inoculations et l'examen bactérioscopique trouvèrent souvent la loi de Louis en défaut, et l'on sait combien, grâce à ces moyens, le domaine de la tuberculose s'agrandit aux dépens de celui de la scrofule. Mais on remarquait en même temps, que ces manifestations primitives localisées, dont le danger réside surtout dans l'éventualité de leur généralisation, n'ont pas la même gravité dans tous les organes, que leur évolution ne s'y fait pas de même manière, que leur tendance à la dissémination y est différente. La quantité de la matière virulente, la résistance du terrain, le siège de l'inoculation première, semblent pouvoir fournir la raison de ces dissemblances. Si, parmi les tissus, le bacille paraît faire un choix, si certains viscères sont atteints de préférence à d'autres, on peut dire qu'il n'en est

Friedlander. — Uber loc. tuberculosen. (*Sammt. Klin. Vortr.* 1874.)

aucun qui ne puisse être primitivement envahi. Les observations de Cruveilhier, de Recklinghausen l'ont démontré pour les méninges et le cerveau, celles de Brouardel pour les organes génitaux de la femme, celles de Reclus pour les organes génitaux de l'homme. Eichhorst et Landouzy ont publié des cas de péricardite tuberculeuse isolée donnant lieu à une hémorragie foudroyante.

Pour quelques-unes de ces tuberculoses primitives, comme celle des os, celle des articulations, l'origine reste énigmatique, en dehors de l'hypothèse d'une bacillémie congénitale. Mais pour la plupart, cette fixation du microbe pathogène en un point restreint et déterminé est chose assez facile à concevoir. Un produit tuberculeux prend naissance partout où le virus tuberculeux pénètre et séjourne un certain temps. De ce principe posé par Cohnheim on est en droit de conclure que *c'est la porte par où entre le virus qui joue le rôle le plus important dans la localisation du premier siège de la maladie*. Voilà comment la tuberculose primitive peut être cutanée, digestive, uro-génitale, aussi bien que pulmonaire.

§ 1. **Tuberculose cutanée.** — La tuberculose cutanée est parfois le résultat d'une *inoculation accidentelle*. Les cas de Verneuil, de Verchère, de Hanot, de Merklen, de Karg, de Axel Holst, justifient la possibilité d'une pareille origine (1). Dans ces conditions, elle est de toutes les tuberculoses locales celle qui est le moins sujette à s'étendre, et l'exemple de Laennec, mort dix-huit ans après l'éclosion

(1) Lefèvre. — *La tuberculose par inoculation cutanée chez l'homme.* (Thèse de Paris, 1888.)

d'un tubercule anatomique, n'est pas fait pour modifier l'opinion généralement admise.

Cette bénignité relative des lésions que la tuberculose provoque sur la peau ou dans ses annexes, se retrouve dans les deux formes qu'elle y revêt le plus souvent, le *lupus* et les *écrouelles*. Chez les écrouelleux et les lupiques, en effet, la phtisie pulmonaire n'est point fréquente, mais peut-on croire avec Marfan (1) qu'ils en soient absolument préservés? Les expériences de Falk (2), de Charrin (3), de Martin (4), sont loin d'être favorables à cette théorie séduisante; leurs résultats ont été uniformes : l'inoculation préalable, loin de conférer l'immunité aux animaux vaccinés, semble créer un terrain plus propice à l'évolution tuberculeuse. Que les strumeux présentent pour la tuberculose une remarquable tolérance, que chez eux la lésion pulmonaire marche avec une lenteur spéciale, et n'ait pas sur l'état général un retentissement en rapport avec son étendue et sa gravité, rien n'est plus vrai, du moins dans bien des cas. « Il est curieux, dit Bazin, de voir des sujets chez lesquels on constate, par la percussion et l'auscultation, de vastes cavernes, jouir en apparence de tous les attributs d'une parfaite santé, aller dans le monde, vaquer à leurs occupations comme s'ils n'étaient pas malades (5). » Mais il y a loin de cette *bénignité de la phtisie scrofuleuse*, de cette sorte de

(1) MARFAN. — *Arch. gén. de méd.* Avril 1886.

(2) FALK. — Communication à la Société de médecine de Berlin. (21 nov. 1883) in *Semaine médicale*, 26 nov. 1883.

(3) CHARRIN. — *Rev. de Méd.* 1883.

(4) H. MARTIN. — Note sur quelques premiers essais de vaccination anti-tuberculeuse, in *Revue de Verneuil*, p. 300.

(5) FINOT. — *Marche de la phtisie chez les scrofuleux*, (Thèse de Paris, 1880.)

balancement que Bazin, Franck, Milcent, Dumoulin, admettaient entre les lésions internes de la tuberculose et les lésions externes de la scrofule, à l'immunité absolue défendue par Marfan. Si Coulon n'a vu que 3 phtisiques sur 130 enfants atteints de scrofule osseuse, si Horand et Cazin pensent que les strumeux deviennent plus rarement poitrinaires qu'on ne le dit, Quinquaud a trouvé 76 scrofuleux sur 182 tuberculeux, soit 41 pour 100. Sur 175 malades, porteurs de tubercules ganglionnaires examinés par Lebert, 37 étaient atteints de tuberculose pulmonaire (cité par SANCHEZ TOLEDO, p. 41). « Chez les sujets scrofuleux, et particulièrement chez les enfants, écrit Laënnec, l'affection tuberculeuse commence assez souvent dans les glandes mésentériques ou cervicales, et les tubercules du poumon, quelquefois peu nombreux, sont le plus souvent, évidemment, le produit d'une éruption secondaire. »

Ce que disait Laënnec des adénopathies de l'enfant est encore plus vrai pour les *adénopathies de l'adulte* (1). « Un homme jeune encore, à la suite de fatigues, de défaut d'aération, d'encombrement, de mauvaise alimentation, de manque d'exercice (les soldats, les prisonniers) sent une augmentation de volume des ganglions; ordinairement ce sont les ganglions cervicaux qui sont atteints, parfois les ganglions inguinaux ou axillaires; il se fait une tuberculisation primitive des ganglions. Des mois se passent sans grand changement dans la santé générale qui parfois est atteinte dès le début ou antérieurement. Bientôt apparaît une débilitation générale, le malade pâlit, les forces diminuent, les troubles

(1) CLAVÉLIN, — *Tuberculose des ganglions lymphatiques chez l'adulte.* (Th. Paris, 1881.)

digestifs se manifestent, enfin surviennent une légère dyspnée, et de la toux; à l'auscultation, on trouve une expiration prolongée et quelques craquements. A partir de ce moment la fièvre commence, les forces déclinent, l'amaigrissement s'accentue, puis la cachexie survient et le malade succombe à la consomption pulmonaire (1). »

En même temps que l'âge du sujet influe sur la valeur pronostique des adénites, la notion de leur siège paraît en être un facteur non moins important. C'est ainsi que l'adénite sus-claviculaire serait, dans l'échelle des gravités de la tuberculose, sur un degré plus élevé que les adénites cervicale et sous-maxillaire; mais elle indiquerait elle même un infection moins profonde que les *adénopathies de l'aisselle*.

Il ne s'agit plus ici d'une simple menace plus ou moins rarement suivie d'effet : le danger est immédiat et souvent même la bacillose ganglionnaire est contemporaine de celle du poumon. M. Sanchez-Toledo (2) a bien mis en lumière, dans un remarquable travail, les rapports qui relient l'adénopathie tuberculeuse de l'aisselle à la tuberculose pleuropulmonaire. « Nous ne prétendons pas, concluerons-nous avec lui, affirmer que jamais il n'existe d'adénite tuberculeuse de l'aisselle sans tuberculose pulmonaire; nous croyons simplement que chaque fois qu'il existe en cette région une adénopathie tuberculeuse, on doit craindre la phtisie et surveiller attentivement les poumons. » Ces conseils pratiques

---

(1) QUINQUAUD. — *De la scrofule dans ses rapports avec la phtisie pulmonaire,* (Th. d'Agrégation, Paris 1883.)

Voir aussi : PETER. — *Clinique médicale*, tom. I, 40ᵉ leçon.

(2) SANCHEZ-TOLEDO. — *Des rapports de l'adénopathie tuberculeuse de l'aisselle avec la tuberculose pleuro-pulmonaire.* (Th. de Paris, 1887.)

sont ceux par lesquels le professeur Grancher terminait une importante leçon clinique : « Dorénavant, disait-il à ses élèves *toutes les fois que vous vous trouverez en présence d'un phtisique, ne négligez pas d'explorer l'aisselle; toutes les fois que vous vous trouverez en présence d'une tumeur de l'aisselle, ne négligez pas d'ausculter le poumon* (1). »

§ 2. Tuberculose de l'appareil digestif. — « De tous les organes, a dit Andral, le tube digestif est certainement celui qui, après les poumons, présente chez les phtisiques les lésions les plus communes et les plus importantes à connaître. » En effet, de la bouche à l'anus, il n'est pas une portion des voies digestives qui ne puisse être le siège de lésions tuberculeuses, d'inflammations ou de dégénérescences. Mais Andral n'avait en vue que des manifestations consécutives à une tuberculose généralisée ou provoquées au cours d'une tuberculose du poumon, par le passage incessant des crachats bacillifères. Car la tuberculose des organes de la digestion, en tant que primitive, est loin de s'observer couramment. Ce n'est pas qu'ils échappent par leur situation profonde au contact du germe pathogène; le bacille, avec nos aliments, lait, muscles, ganglions peu cuits, glisse continuellement à leur surface. Mais il y trouve un revêtement épithélial qu'il ne peut entamer, ou des sécrétions qui altèrent sa vitalité et détruisent sa virulence (expériences de Sormani). Il faut pour qu'il se greffe et pullule, un trouble sécrétoire ou une solution de continuité accidentelle, une ulcération banale ou une inflammation simple.

---

(1) Grancher. — Clinique de l'hôpital des enfants, in *Bulletin médical*, 17 août 1887.

Ainsi un malade de Brissaud (1), à la suite d'une ablation de dent, fut pris de stomatite tuberculeuse qui commença à se développer autour de l'alvéole lésé. Ainsi encore un tuberculeux désespéré, dont Breus rapporte l'histoire, ayant avalé de la potasse caustique, vit se développer des granulations tuberculeuses sur les parties seules que le liquide corrosif avait ulcérées. Si, parmi les segments de l'intestin, l'iléon et le cœcum sont le plus souvent tuberculisés, c'est que c'est à leur niveau que les inflammations se produisent de préférence. De même l'anus doit à l'irritation provoquée par le passage des matières fécales d'être le siège d'ulcérations spécifiques et de fistules suspectes. Enfin on ne peut expliquer que par l'influence irritante d'une alimentation prématurément grossière la prédominance de la tuberculose intestinale chez les enfants.

Nous ne pouvons que mentionner la *tuberculose bucco-pharyngée* (2), car elle n'est qu'exceptionnellement primitive. Malgré leur étendue, les accidents ulcératifs de la bouche peuvent exister sans localisation pulmonaire (Nedopil). Les tubercules du pharynx au contraire se signalent par leur marche rapide et leur tendance à l'envahissement. Le plus ordinairement secondaires, ces lésions paraissent alors indiquer la violence du processus tuberculeux : « Toutes les fois, dit M. Peter, que, dans le cours d'une diathèse tuberculeuse, la bouche et le pharynx se tuberculisent, on peut affirmer qu'on se trouve en pré-

(1) Cité par Hanot. — *Dictionnaire de méd. et chir. prat.*, article Tuberculose, p. 303.

(2) Peter. — *Gazette médicale de Paris*, 1880.

sence d'une des plus mauvaises formes de tuberculose pulmonaire (1). »

Plus rare encore est la *tuberculose de l'œsophage*, bien
que, d'après Zemann, elle puisse s'y présenter sous quatre
formes.

Enfin si les troubles gastriques sont extrêmement communs
chez les phtisiques, ce n'est pas dans des lésions tuberculeuses
proprement dites de l'*estomac* qu'il faut en chercher l'explication, car celles-ci, mentionnées par Andral et Cruveilhier,
étudiées par Rillet, Barthez et Steiner, dont Parrot a contesté
les observations, ne se rencontrent que de loin en loin, à
titre de curiosité anatomique. Au-dessous de l'estomac, le
bacille tuberculeux s'arrête bien plus fréquemment ; c'est
qu'il trouve là, à la place de l'acidité des sécrétions gastriques, l'alcalinité des sucs intestinaux, et un épithélium
mince au lieu du revêtement épais et stratifié de la bouche
et de l'œsophage.

La *tuberculose entéro-mésentérique* et la péritonite tuberculeuse sont trop connues pour qu'il soit nécessaire d'y insister; elles ne sont du reste, le plus souvent, qu'un épisode
saillant de la phtisie.

Mais il existe une localisation bien déterminée de la tuberculose intestinale, dont la nature spécifique peut facilement
ne pas être soupçonnée, et sur laquelle le professeur Gran-

---

(1) Voir sur ce sujet : SPILLMANN. — *Tuberculose du tube digestif.* (Th. d'Agr.
Paris 1878). — DUCROT. — *Tuberculose de la bouche.* (Th. de Paris, 1879.) —
BARTH. — *Tuberculose du pharynx.* (Th. de Paris, 1880.)—LAMBERT. — *Ulcéra-
tions de la langue dans la tuberculose.* (Th. de Paris, 1876.) — CHASSAIGNETTE. —
De l'angine tuberculeuse. (Th. de Paris, 1880.)—BOVET. — *De la dysphagie chez
les tuberculeux.* (Th. de Paris, 1882.)

cher (1) attirait, dans une récente leçon clinique, l'attention de ses élèves. Un homme, plus rarement une femme, plus rarement encore un enfant, est pris de fièvre légère; il est constipé : parfois constipation et diarrhée se succèdent pendant un temps plus ou moins long. Puis une douleur persistante se déclare dans la fosse iliaque droite; la pression y est pénible; les muscles se tendent sous la main. La région du cœcum est empâtée, tuméfiée; on y constate souvent un météorisme local. Enfin des vomissements peuvent accompagner ces troubles intestinaux. On diagnostique une *typhlite*, et l'étiologie n'en paraît pas embarrassante : c'est une constipation prolongée, la rétention de matières stercorales durcies; ou bien un simple refroidissement; ou bien encore la présence de corps étrangers, de calculs ou de vers intestinaux. On a recours à une médication appropriée: repos, purgatifs, applications de glace ou émissions sanguines locales, et peu à peu on voit s'amender les symptômes. Mais quelquefois, à une époque plus ou moins éloignée, ils peuvent réapparaître; on assiste à une première récidive, à une deuxième, à une troisième. A chacune d'elles, la résolution est plus tardive, plus incomplète; l'inflammation du cœcum se propage au péritoine, et on commence à soupçonner la nature tuberculeuse de cette péritonite. On peut être surpris par la brusque apparition de phénomènes méningitiques (Observation inédite citée par Grancher). Pendant ce temps, le malade maigrit et perd ses forces; il se plaint de troubles dyspeptiques et de sueurs nocturnes; il tousse, et si on l'ausculte, on découvre les signes plus ou moins avancés

(1) GRANCHER. — *Cliniques de l'hôpital des enfants.* — Leçon du 10 mars 1888.

d'une phtisie pulmonaire. La première typhlite était tuberculeuse. De tels faits n'avaient pas échappé à Lasègue. Il
aimait à citer l'histoire d'un de ses internes en pharmacie,
sujet à ces typhlites à répétition et mort de péritonite tuberculeuse, à la quatrième atteinte (1). « Il n'est pas rare de
voir des gens atteints de typhlite être ou devenir tuberculeux », écrit Damaschino (2). Balzer (3), Demme (4), en ont
rapporté des exemples. Donc, *en présence d'une typhlite, surtout d'une typhlite à rechute, il faut soupçonner la tuberculose, et surveiller le poumon.*

Une pareille conclusion peut aussi s'appliquer aux *fistules
anales.*

Elles sont loin d'être rares chez les phtisiques : « Dans
nulle autre affection aiguë ou chronique, dit Grisolle, on n'en
voit survenir autant. » Les statistiques diffèrent sur l'éva-
luation de cette coïncidence : la plus complète, celle de
Spillmann, qui porte sur 14730 cas de tuberculose pulmonaire, relève dans ce nombre 523 cas de fistules anales, soit
3,55 pour cent (5).

Cette coexistence possible, fréquente même, d'une lésion
pulmonaire tuberculeuse et de la lésion ano-rectale soulève
une double question : la lésion rectale est-elle tuberculeuse?
peut-elle précéder la lésion pulmonaire? Sur le premier
point le doute n'est plus admissible : la nature spécifique de
certains abcès et de certaines fistules à l'anus pressentie par

(1) D'après HANOT. — *Dict. de Jaccoud,* article Tuberculose.
(2) DAMASCHINO. — *Leçons sur les maladies des voies digestives.*
(3) BALZER. — *Gazette médicale.* 1879.
(4) DEMME. — *Annales de l'hôpital de Berne,* 1885.
(5) SPILLMANN. — *Loc. cit.*

Malassez (1), par Martineau (2), par Féréol (3), par Liouville (4), a été vérifiée par la méthode bactérioscopique ; les
observations de Robert Smith (5), de Francou (6), de Clarou (7), sont concluantes. Sur le second point, les faits empruntés aux thèses de Hugard (8), de Pourieux (9), de
Pozzi, aux cliniques de Peter, ne permettent pas davantage
l'hésitation : en présence d'une fistule anale, il faut toujours
penser au poumon : « J'ai assisté plusieurs fois, dit Féréol, à
la naissance de la fistule chez les individus qui étaient encore
au début de la tuberculose et fort éloignés de la cachexie. »
Pour Peter (10) « *l'existence d'une fistule doit faire craindre pour l'avenir ; elle impose au médecin l'obligation
d'explorer attentivement l'état du poumon*, surtout si l'individu tousse, s'il est atteint d'une affection légère encore
en apparence des voies respiratoires. » Voici comment Pourieux rapporte dans sa thèse un fait tiré de la pratique de
Lorain : « Un malade avait une pleurésie suspecte ; ayant fait
asseoir cet homme afin de l'ausculter, M. Lorain aperçut
du pus sur sa chemise en bas et en arrière : il s'empressa
alors de lui demander s'il n'avait pas une fistule à l'anus. Sur
sa réponse affirmative, il en conclut avant tout autre examen

(1) MALASSEZ. — *Bull. de la Soc. anat.* 1871, p. 12.
(2) MARTINEAU. — *Bull. de la Soc. méd. des hôp.* 1874, p. 138.
(3) FÉRÉOL. — *Soc. méd. des hôp.* 1874, p. 159.
(4) LIOUVILLE. — *Bull. de la Soc. anat.* 1874, p. 585.
(5) ROBERT SMITH. — *Brit. med. j.* 30 juin 1883.
(6) FRANCOU. — *De la fistule anale.* (Th. de Lyon, 1884.)
(7) CLAROU. — *De la tuberculose ano-rectale.* (Th. de Montpellier, 1887.)
(8) HUGARD. — *Consid. sur les fistules à l'anus chez les tub.* (Th. Paris, 1881.)
(9) POURIÉUX. — *Fréquences des fistules à l'anus, panaris et otites chez les
tub.* (Th. Paris, 1874.)
(10) PETER. — *Clinique médicale*, tom. II, p. 423.

qu'il avait probablement affaire à un tuberculeux. L'exploration minutieuse lui fit en effet reconnaître des signes encore bien peu marqués de tuberculisation pulmonaire, signes qui ne tardèrent pas à s'accentuer et à vérifier le diagnostic. »

§ 3. **Tuberculose de l'appareil génito-urinaire.** — La tuberculose primitive des organes génito-urinaires a fait, dans ces dernières années, l'objet d'importantes recherches. Elle soulève, il est vrai, un des côtés les plus délicats du problème de la transmission bacillaire (1), et vient, par ordre de fréquence, immédiatement après celle du poumon. Tantôt c'est par la rein qu'elle débute : le bacille circulant dans le sang se fixe dans le glomérule ; de là il pénètre dans les voies urinaires pour envahir successivement les canaux d'excrétion, uretère, vessie ; à ce niveau, il gagne la partie postérieure de l'urètre pour pulluler dans les conduits éjaculateurs, la prostate, les vésicules séminales, les canaux déférents, l'épididyme et le testicule, qui marque le dernier terme de ce processus d'envahissement. Tantôt au contraire la tuberculose est primitivement génitale, et, dans ce cas, les expériences de Jahni (2), de Landouzy et Martin (3), de Sirena et Pernice paraissent vérifier l'hypothèse de Cohnheim : les rapports sexuels seraient les intermédiaires de la contagion. Mais l'infection ne se fait pas toujours méthodiquement ; les deux tuberculoses urinaire et génitale peuvent

(1) DERVILLE. — *Infection tuberculeuse par voie génitale chez la femme.* Thèse de Paris, 1887. — Voir aussi RECLUS. — *Gazette hebdomadaire*, 1885. — RICHARD. — *Société méd. des hôp.* 1885. — FERNET. — *Société méd. des hôp.* 1883.

(2) JAHNI. *Virchovv's Arch.* 1880.

(3) LANDOUZY et MARTIN. — Faits cliniques et expérimentaux pour servir à l'histoire de l'Hérédité de la tuberculose. (*Rev. de méd.* 1883.)

évoluer indépendamment l'une de l'autre ou survenir simultanément.

Le bacille peut encore se cantonner dans un seul organe; c'est ainsi qu'il frappera isolément le rein (1), la vessie, (2) le testicule (3), les bourses (4), le vagin, l'utérus ou les trompes (5); l'uretère seul n'est jamais affecté primitivement (8). Dans chacune de ces localisations, il fait preuve de certaines préférences. Chez la femme, il se fixe rarement dans les organes génitaux extérieurs : Vermeil n'a pu réunir que 9 cas de tuberculose vaginale (6). Celle du col est encore plus rare. C'est sur les parties profondes du canal sexuel que le germe pathogène aime le plus à se greffer. L'utérus, à sa période de non-activité, chez les petites filles et les vieilles femmes, et surtout ses annexes, les trompes, bien moins souvent les ovaires, paraissent être son siège de prédilection. « Ainsi, dit Peter (7), ce qui se tuberculise le plus souvent dans l'appareil génital de la femme, c'est le conduit vecteur, la trompe, puis une dilatation de celle-ci, l'utérus; après quoi vient en troisième lieu l'organe sécréteur, l'ovaire (8). De sorte que, dans les deux sexes, la tuberculisation obéit à la même

(1) DURAND-FARDEL. — *Tuberculose du rein.* Th. de Paris, 1886.

(2) BOURSIER. — *Tuberculose de la vessie.* Th. de Paris, 1886.

(3) RECLUS. — Thèse de Paris, 1876.

(4) RECLUS. — Tuberculose primitive des bourses. — *Revue de Verneuil,* tom. I, p. 130, et ROCHETTE. — Thèse de Paris. 1885.

(5) Voir BROUARDEL. — Thèse de Paris, 1868. — HEGAR. — *Diagnose und chirurgisches Behandlung der genitaltuberculose des Weibes.* Stuttgart, 1886.

(6) PETIT. — Article Vagin, in *Dict. de Dechambre.*

(7) PETER. — *Clinique médicale,* tom. II, p. 184. — Voir aussi VERNEUIL. — *Gaz. hebd.* 1883.

(8) COLLINET. — *Considérations sur la tuberculose des organes génito-urin. chez l'homme.* Th. de Paris. 1883, et JACCOUD. — *Clinique de la Pitié.* 1885-86.

loi et frappe les organes en raison inverse de leur importance physiologique. »

Les manifestations primaires de la tuberculose sur les organes génitaux paraissent plus fréquentes encore chez l'homme que chez la femme. Cela tient sans doute, ainsi que le fait remarquer Hegar, au siège superficiel de la tuberculose chez l'homme, à l'exploration facile du testicule. La prostate peut être la première et la seule atteinte, comme dans une observation de Béraud (1). Mais les altérations de la tuberculose restent rarement limitées à l'épididyme, au testicule et à la tunique vaginale; elles s'accompagnent le plus généralement de lésions de même nature du canal déférent, des vésicules séminales, de la vessie, de l'uretère et des reins. Au point de vue de la généralisation, la tuberculose présente, dans les deux sexes, une tendance différente. Tandis que chez l'homme, dix fois sur trente, (Reclus), la tuberculose testiculaire reste locale, chez la femme, la tuberculose utérine se propage, six fois sur dix, au péritoine.

A ne considérer que l'appareil urinaire, la tuberculose peut s'isoler sur le rein (2) ou sur la vessie. Il est cependant plus habituel de voir la tuberculose des reins envahir la vessie, et réciproquement la tuberculose de la vessie remonter par l'uretère jusqu'au rein. « Que les phtisiques avérés, dit Guyon (3), soient atteints parfois de troubles urinaires, c'est

(1) Cité par Cayla. — *De la tuberculisation des organes génito-urinaires.* Thèse de Paris. 1887.

(2) Tapret. — *Archives gén. de médecine 1878.* — Gaultier. — Thèse de Paris, 1882.

(3) Guyon. — *Leçons cliniques sur les maladies des voies urinaires.* 2ᵉ édit. 1885, p. 11.

un point incontestable; mais, fait beaucoup plus important
et que nous croyons peu connu, *ces mêmes accidents urinaires peuvent se montrer à une période prodromique et
être prémonitoires, pour ainsi dire, des phénomènes thoraciques.* Que cette donnée soit toujours présente à votre esprit
quand vous vous trouverez en présence de sujets ayant de
vingt à trente-cinq ans et souffrant de la vessie sans cause
appréciable. Examinez avec soin l'état du thorax, palpez les
épididymes, explorez la prostate et les vésicules séminales.
Examinez aussi le passé du sujet; informez vous des manifestations scrofuleuses de son enfance; recherchez l'état de
santé de ses parents et de ses proches. » Ces préceptes ne
doivent pas être oubliés, car le diagnostic est très difficile.
Sans doute, lorsque les manifestations tuberculeuses sont
accessibles au toucher, comme la tuberculose de l'épididyme,
les signes physiques permettent de l'établir. Mais comment
s'enquérir de la tuberculose des voies génitales supérieures
et des voies urinaires? Si dans quelques cas la tuberculose
de la prostate, du cordon ou des vésicules séminales peut
être facilement reconnue, combien de fois passera-t-elle
inaperçue? Sur les voies urinaires, l'incertitude est encore
plus grande. Sans doute, la cystite tuberculeuse se traduit par
des symptômes assez tranchés pour qu'il soit possible d'affirmer sa nature; elle se reconnaîtra à l'hématurie, à la puru-
lence des urines, à la cystalgie surtout. Mais comment découvrir la tuberculose de l'uretère, du bassinet, ou du rein? Au
milieu d'une symptomatologie banale, la recherche du bacille
pourrait éclairer le diagnostic : G. Sée a signalé à l'Académie
de médecine le cas d'une femme chez laquelle le diagnostic
de tuberculose génitale put être fait pendant la vie, grâce à la

présence du bacille caractéristique dans le liquide leucorrhéique. Mais l'examen bactérioscopique demeure souvent infructueux (de Gennes) (1). La dilution de l'agent pathogène dans l'urine, dans les mucosités utérines et vaginales, ainsi que dans les produits inflammatoires qu'entraîne la réaction des tissus irrités par sa présence, enfin le défaut de ramollissement dans les ulcérations tuberculeuses, suffisent à expliquer ces résultats négatifs.

Cette indécision du diagnostic n'appartient pas uniquement à la tuberculose primitive des organes urinaires ou génitaux; elle se retrouve dans la plupart des phtisies larvées extra-pulmonaires. Les symptômes par lesquels elles se traduisent sont communs à tant d'affections des organes où elles siègent, que l'observation même la plus attentive du malade ne peut souvent donner que des probabilités sur la nature de la lésion. Mais que la spécificité soit soupçonnée ou que la découverte du bacille en fournisse la démonstration irréfutable, la possibilité de la diffusion infectieuse doit être présente à l'esprit; il y a des mesures de précaution à prendre. Mais ce n'est pas seulement pendant leur période d'activité qu'il faut se préoccuper des tuberculoses locales. Il est plus d'une fois utile de savoir les reconnaître au milieu des antécédents pathologiques. Lorsque, au début d'une phtisie pulmonaire, en apparence primitive, le diagnostic n'a pour s'éclairer que des signes présomptifs tirés de l'état général, et qui, pris à part ou réunis en groupes, peuvent prêter à la discussion et aux plus graves erreurs, la

____

(1) DE GENNES. — Recherche des bacilles dans la tuberculose urinaire. (*Ann. des maladies des org. gén. urin.* 20 sept. 1885.)

3

découverte d'une bacillose antérieure pourra lui donner la certitude, et diriger la thérapeutique : « Il y a, dit G. Sée, des bacilloses préalables qui se font oublier par leur silence, leur concentration et leur transformation cicatricielle; leur souvenir doit être présent à l'esprit du médecin qui cherche à reconnaître la phtisie latente au milieu de ses manifestations initiales, souvent étranges et en apparence étrangères, comme la chlorose, la fièvre, la dyspepsie, d'autres fois perfides comme l'hémoptysie ou la toux, ou bien à double entente comme certains signes d'auscultation (1). »

(1) G. Sée. — *Phtisie bacillaire.* 1884, p. 55.

DEUXIÈME PARTIE

SYMPTÔMES GÉNÉRAUX DE LA TUBERCULOSE PULMONAIRE

Ces « manifestations souvent étranges et en apparence étrangères » dont parle G. Sée, constituent dans leur ensemble, la symptomatologie générale de la phtisie commençante. Il y a là, comme le disait Andral, « un ensemble de caractères qui peuvent à l'avance faire prévoir le développement de cette terrible maladie qui presque toujours a jeté ses racines dans l'économie tout entière avant de se traduire par la lésion locale du poumon. » Ces phtisies latentes qui s'annoncent ainsi, sans le contrôle des signes physiques, constituent de véritables formes cliniques; elles se traduiront tantôt par les apparences de la *chloro-anémie*, sans qu'on puisse préciser quelle est sa véritable raison d'être. Chez les filles surtout, la phtisie prend souvent le masque trompeur de la chlorose; elles perdent leurs couleurs et leur embonpoint; elles se plaignent de palpitations et de dyspnée; leurs règles deviennent moins abondantes, irrégulières, et parfois même finissent par se supprimer. Tantôt, ce n'est plus sous l'aspect de la chloro-anémie, c'est sous celui de la *dyspepsie chronique* que la tuberculose entre en scène. Dans

ces cas, l'anorexie, les vomissements, la diarrhée, peuvent
rapidement altérer la nutrition générale. Associée à cette
chloro-anémie ou à cette dyspepsie primordiales, quelquefois
indépendante, une fièvre légère, à exacerbation vespérale,
attirera seule l'attention du médecin. Mais tous ces symptômes n'ont rien de fixe, rien de pathognomonique, et ils ne
donnent même pas la mesure exacte des altérations du poumon. Tandis que, chez certains malades, l'amaigrissement, la
perte des forces, la diarrhée, les sueurs, la fièvre, coïncident
avec des signes locaux à peine appréciables, chez d'autres,
au contraire, la conservation des apparences de la santé
entretient une sécurité trompeuse, jusqu'au moment où la
cachexie terminale surviendra brusquement et presque sans
transition. Enfin ces phénomènes prémonitoires ne se grou-
pent pas toujours de façon à réaliser des types cliniques dé-
terminés. Ils peuvent s'associer sans méthode ou évoluer
isolément; aussi pour les apprécier à leur valeur est-il pré-
férable d'en faire une analyse individuelle : « Ce procédé, dit
Hanot (1), qui a l'inconvénient de morceler et d'effacer quelque peu la physionomie clinique, a l'avantage, supérieur ici,
ce me semble, d'une exposition plus complète et plus méthodique. »

(1) Hanot : *Dict. de méd. et de chirur. prat.*, article Phtisie, t. XXVII, p. 374.

CHAPITRE PREMIER

SYNDRÔME CHLORO-ANÉMIQUE

§ 1. Habitude extérieure. — Nous avons déjà décrit les principaux traits de cet habitus extérieur, tel qu'on le trouve dépeint dans les œuvres d'Hippocrate et d'Arétée. La plupart de ces prédestinés sont des tuberculeux à l'état latent : la maladie n'attend qu'une occasion pour se révéler. Aussi chez eux les symptômes de dénutrition par lesquels se traduit fréquemment la germination des tubercules, sont-ils quelquefois insensibles. Il n'en est pas de même chez les sujets indemnes de toute tare héréditaire : là, ils ont une netteté décisive. C'est sur la figure qu'on retrouvera tout d'abord l'empreinte de la tuberculose anémiante. Sans motifs appréciables, les malades deviennent pâles, leurs muqueuses se décolorent. Chez les filles surtout, cette *pâleur* est saisissante; elle prend cette nuance particulière de « cire blanche qui a vieilli (1) », et que M. Constantin Paul qualifiait dans ses cliniques du nom très expressif de « teint de vessie (2) ». On observe quelquefois une rougeur des deux pommettes plus accentuée du côté correspondant au poumon atteint. (Gubler.)

(1) Petit-Brégnat. — *Du facies considéré comme élément de diagnostic.* (Th. de Paris, 1872.)

(2) Cité par Vosy. — *Habitus des phtisiques.* (Th. de Paris, 1872.)

En même temps qu'il s'anémie, le malade perd ses muscles et sa graisse. Lorsqu'il est modéré, *l'amaigrissement* porte de préférence, selon la remarque de Bennett et Jäger, sur les muscles de la paroi thoracique. Mais, chez les tuberculeux dyspeptiques, il se généralise fréquemment et peut alors atteindre un degré si prononcé, que Grisolle le comparait à celui que produit le cancer de l'estomac. L'*amoindrissement des forces* est une des conséquences de cette émaciation prématurée; les efforts musculaires dont le malade était capable perdent de leur puissance; tout exercice le fatigue et l'essouffle. C'est principalement dans les formes aiguës, fébriles, de la tuberculose que ces phénomènes de déperdition atteignent leur maximum d'intensité. Il n'en est pas moins vrai qu'ils marquent souvent le début de la phtisie chronique; ils sont primitifs, indépendants de toute cause accessoire. On ne peut alors incriminer ni l'anorexie, ni les vomissements, ni la diarrhée, ni la petite fièvre intermittente du soir, et cette absence même de pathogénie satisfaisante devra faire soupçonner la phtisie. « Le plus souvent, dit G. Sée (1), le dépérissement arrive sans cause apparente, sans condition préalable, sans influence morale connue; craignez la phtisie latente : avec la petite toux sèche, le danger est proche. »

Quelques sujets, les enfants surtout, échappent à cet amaigrissement précoce, et nous avons déjà noté, chez les scrofuleux, la persistance de l'embonpoint. Quelquefois, chez les tuberculeux de la puberté, ses progrès sont moins rapides; il s'arrête; l'enfant grandit, les forces renaissent; on dirait que la maladie se tait devant cette suractivité par

______
(1) G. SÉE. — *Phtisie bacillaire*, p. 148.

laquelle la nature marque, dans tout l'organisme, l'arrivée de l'adolescence. Mais ce ne sont là que des apparences trompeuses ou des accalmies passagères, et l'on peut dire, avec Louis, que *l'amaigrissement débute, chez la moitié des sujets, avec les premières manifestations de l'affection pulmonaire et doit toujours donner l'éveil au médecin.*

Nous ne ferons qu'énumérer certaines *altérations cutanées* qui ont été désignées comme pouvant accompagner la phtisie commençante, et devoir à cette coïncidence une forme et une marche spéciales; citons, d'après Grangé (1), un état icthyotique de la peau, un érythème passager de la face simulant la rougeole, le pityriasis versicolor, l'impétigo. Les *pigmentations* cutanées de teinte sombre et terreuse, qui réalisent chez certaines poitrinaires le masque des femmes enceintes, paraissent plutôt appartenir à la période cachectique de leur affection (2). Parmi les éruptions observées au cours de la tuberculose pulmonaire, une place doit être réservée au *zona*; mais c'est une complication rare. Leudet (3) ne l'a rencontrée que 17 fois sur 2000 phtisiques. Bærensprung (4) l'a signalée le premier; la thèse de Mougeot (5) en renferme quatre exemples; enfin le mémoire de Barié (6) a ajouté trois faits nouveaux à cette statistique. Nous avons eu nous-même la bonne fortune d'examiner, dans le service de

(1) GRANGÉ. — *Des symptômes de la tuberculisation chez les enfants.* (Th. de Paris, 1874.)

(2) JEANNIN. — *Des pigmentations cutanées dans la pht. pulm.* (Th. de Lyon 1869.)

(3) LEUDET. — *Archives gén. de médecine.* 1868.

(4) BAERENSPRUNG. — *Charité Annalen.* (Cité par MOUGEOT.)

(5) MOUGEOT. — *Rech. sur quelques troubles de nutrition consécutifs aux affections des nerfs.* (Th. de Paris. 1867.)

(6) BARIÉ. — *Société méd. des hôpitaux*, 13 mai 1887.

M. Grancher, une malade chez laquelle une névralgie intercostale, accompagnée de zona, fut l'indice révélateur d'une
phtisie méconnue. Sans doute on ne saurait exagérer la valeur
de faits semblables : le plus souvent il ne faut voir là qu'une
pure coïncidence. Les sujets affectés de zona, de pityriasis,
d'acné, d'impétigo, sont loin d'être tous frappés de tuberculose ; mais il faut se souvenir que ces manifestations
cutanées ont une prédilection spéciale pour les individus
débiles qui en sont atteints ou simplement menacés.

Faut-il reconnaître une valeur séméiotique plus sérieuse
à cette déformation, depuis longtemps si connue, et désignée
sous le nom d'*Hippocratisme des ongles ?* Pour Bird (1), elle
devancerait, chez la moitié des phtisiques, de quelques mois,
plus rarement de quelques années, les signes physiques des
tubercules dans le poumon. Mais on l'a aussi rencontrée dans
d'autres maladies de la poitrine en dehors de toute affection
tuberculeuse, et parfois même dans des lésions organiques
du cœur ; l'ongle hippocratique serait un ongle cachectique (2). A quelque opinion qu'on se rattache, on ne saurait
négliger la valeur diagnostique d'un signe dont Trousseau (3)
a dit : « Il m'a plusieurs fois fait reconnaître la cause
tuberculeuse de pleurésies, de péritonites, de diarrhées chroniques, et il m'est souvent arrivé de présager une terminaison fatale dans ces maladies, lorsque les doigts sont défor-
més, bien qu'elles ne s'accompagnent d'aucun symptôme
alarmant, tandis que je conservais un espoir qui rarement

(1) BIRD. — *Journal de Hufeland,* tom. LXI. Cité par BOURBON. — *De l'arrêt
de développement chez les phtisiques.* (Th. de Paris, 1865.)

(2) ESBACH. — *Modification de la phalangette dans la sueur, le Rachitisme et
l'Hippocratisme.* (Th. de Paris, 1878.)

(3) Cité par G. HUMBERT. — Art. Ongles, in *Dict. encycl. des sc. méd.*

était frustré lorsque avec des symptômes beaucoup plus sé-
rieux, les malades n'avaient pas la main hippocratique. »

L'inspection pourra encore révéler un autre signe : l'*hypertrophie mammaire*. Leudet (1) en a publié les premières
observations, et Allot (2) en a fixé les caractères anatomiques. Ce n'est point une affection bacillaire. Elle n'a de la
tuberculose de la mamelle (3) ni les indurations partielles dé
la glande, ni l'engorgement ganglionnaire, ni la rougeur de
la peau, ni l'inflammation du tissu cellulaire environnant.
Plus fréquente chez l'homme que chez la femme, du moins
plus appréciable, elle est le plus souvent unilatérale, située du
côté du poumon atteint et se développe à la suite de douleurs
accusées par le malade dans la paroi thoracique correspondante. Son développement est rapide ; la glande ainsi accrue
est le siège de douleurs spontanées que la pression exagère.
Puis, après une période d'état plus ou moins longue, le gonflement décroît, les douleurs s'atténuent et la mamelle
reprend, mais incomplètement parfois, ses dimensions premières. Cette hypertrophie transitoire relève-t-elle tout simplement d'une disposition scrofuleuse (Bedor) (4) ? Est-elle
due (Leudet) à une congestion permanente provoquée par
l'inflammation pleurale, ou bien faut-il, avec Allot, la considérer comme le résultat de troubles trophiques localisés aux
nerfs intercostaux ? Leudet ne l'a rencontrée que chez les

(1) LEUDET. — *Assoc. fr. pour l'av. des sc.*, congrès de Grenoble 1885, et
Arch. de méd., Janvier 1886.

(2) ALLOT. — *De l'Hypertrophie mammaire dans la tub. pulm.* (Th. de Paris,
1887.)

(3) DUBAR. — Thèse de Paris. 1881.

(4) BEDOR. — Considérations sur l'hypertrophie des mamelles de l'homme.
(*Gaz. méd.* 1836.)

phtisiques avancés, mais Allot écrit : « Dans un cas d'hypertrophie que ne peuvent expliquer ni l'âge du malade, ni l'appareil génital, nous devons nous demander s'il ne faut pas voir dans cette manifestation, alors même que les lésions thoraciques ne seraient pas perceptibles à nos moyens d'investigation, un signe précoce de tuberculose locale nous indiquant que la plèvre est touchée. »

Cette longue étude de l'habitus extérieur, le médecin la réalisera d'un coup d'œil : il notera, dans une inspection rapide, l'expression du visage de son malade, son état de maigreur ou d'embonpoint, les éruptions ou les cicatrices de sa peau, la contexture de sa poitrine, les malformations de ses phalanges. Il ne trouvera certes pas à chacun des détails de cet examen préliminaire de signification précise; mais il y puisera des présomptions, et pourra souvent, grâce à eux, interpréter plus sainement les symptômes que les différents appareils offriront à son examen.

§ 2. Symptômes fournis par le système nerveux.

— « Les troubles nerveux, dit Hanot (1), jouent un rôle important dans la phtisie pulmonaire, surtout à une période avancée; toutefois, ils signalent aussi le début et quelques-uns sont contemporains des premiers symptômes thoraciques de la maladie. »

C'est ainsi qu'on pourra observer des *modifications du caractère et de l'intelligence*. Un des traits du caractère des phtisiques, dit Azam (2), c'est la *tristesse* et l'*irritabilité*; les malades sont impressionnables, hypocondriaques, et cet

(1) HANOT. — *Loc. cit.*, p. 378.

(2) AZAM. — Le caractère dans les maladies. (*Ann. médico-psych.* nov. 1883.)

état peut, dans certains cas, se transformer en une véritable *manie* (Morel). Il existe en cela un contraste étrange avec la quiétude confiante que le phtisique témoigne dans les dernières phases de la maladie (1) ; à cette mélancolie vient s'ajouter une faiblesse inaccoutumée des facultés intellectuelles. Il est rare cependant que ces troubles psychiques soient assez accentués pour constituer de vrais accès *d'aliénation mentale* (Griesinger) (2), et si, chez certains sujets, ils atteignent à ce degré d'acuité, ce ne peut être qu'à la faveur d'une prédisposition cérébrale ; car « on ne devient pas fou par hasard, mais parce qu'on a une faible cervelle, et qu'on tombe toujours du côté par où l'on penche (Peter) (3). » Daremberg (4), qui a étudié cette déchéance précoce du système nerveux sous l'influence directe de l'infection tuberculeuse, a signalé ce début insidieux de la phtisie : « Lorsque chez un adulte, dit-il, on assistera à un changement de caractère, consistant en une insouciance générale et une incapacité notable au travail, sans cause connue, il faudra se méfier de la possibilité dans l'avenir d'une tuberculose grave, et on pourra prévoir une terminaison fatale de la maladie par des accidents méningo-encéphaliques. »

Les *troubles périphériques de la sensibilité* s'observent, dès le début des lésions pulmonaires, avec bien plus de fré-

---

(1) Le prof. BALL, désigne du nom « *d'euphorie* » cette tendance aux illusions.

(2) GRIESINGER. — *Traité des maladies mentales.* Cité par LE MAT. — *Des troubles psychiques dans le cours de la pht. pulm. chronique.* (Th. de Paris), 1878.)

(3) PETER. — *Clinique médicale*, tom. II, p. 411.

(4) DAREMBERG (de Menton). — Sur les débuts cérébraux précoces de la tuberculose chez l'adulte. (*Arch. gén. de méd.*, juin 1883.)

quence et de netteté. D'après Bourdon, on les rencontrerait dans les 2/3 des cas, et la *névralgie* est la forme la plus habituelle que revêtent ces phénomènes neuropathiques. On la rencontre dans le territoire du *trijumeau* (1), sur le rameau sus-orbitaire, le plus souvent unilatérale, et située alors du même côté que la lésion pulmonaire; mais se déplaçant quelquefois, passant d'un côté à l'autre, variant d'intensité, à exacerbation matinale, accompagnée de rougeur et de gonflement; au point de vue thérapeutique, peu rebelle à la quinine.

Mais c'est surtout sur le trajet des *nerfs intercostaux* que siègent les douleurs. Ne peut-on pas expliquer la fréquence de cette localisation par le voisinage du poumon malade, et l'extension du travail inflammatoire aux parties molles extra-pleurales? Beau l'admettait (2). Quelle que soit du reste sa cause, cette *névralgie intercostale* constitue souvent le premier symptôme de la phtisie, et Beau considérait le nerf intercostal « comme un instrument délicat de précision qui, sous la pression du doigt, indique ce qui se passe dans la plèvre d'abord, et ensuite dans le poumon. » Cette distinction entre la douleur spontanée et la douleur provoquée n'est pas indifférente. Spontanée, elle n'apparaît que « lorsque le poumon est profondément altéré, et comme détruit par les tubercules. » Provoquée, elle se montre dès le début de la phtisie « souvent même avant l'existence des signes physiques. » Il existe des points limités où la pression la fait naître. C'est au sommet de la poitrine, en avant sous les clavicules, en arrière entre les deux épaules. Le sternum (Goyard), le rachis, au niveau de la troisième ou de la qua-

(1) PERROUD. — *Lyon médical*, 1872.
(2) BEAU. — *Union médicale*, 1840.

trième vertèbre dorsale (Perroud), peuvent aussi présenter des points d'hyperesthésie cutanée. On peut même les rencontrer ailleurs que dans les parois de la poitrine. Altemaire (1) a signalé un point iliaque.

Enfin le *sciatique* peut être lui aussi le lieu d'élection d'une névralgie prémonitoire. « Parmi les névralgies, dit Peter (2), la sciatique est surtout intéressante, non seulement parce qu'elle peut être très rebelle, mais parce qu'elle m'a paru, dans deux cas, nettement coïncider avec le début de la tuberculisation pulmonaire. » Lagrelette a signalé le premier cette coïncidence (Th. de Paris, 1869). Cette sciatique des tuberculeux n'est pas excessivement rare; Friot (3) l'a observée 4 fois sur 137 phtisiques. Les tuberculeux de la cinquantaine semblent y être plus particulièrement prédisposés.

Quelques faits empruntés aux thèses de Lorber (4) et d'Altemaire prouveront encore cette précocité possible des troubles neuropathiques. Chez un des malades d'Altemaire (Obs. XVIII), ils apparurent trois ans avant les symptômes bien nets de la tuberculose. Lorber cite trois observations de névralgies et *points douloureux prémonitoires*. Dans l'une (Obs. XXIV), les points douloureux persistèrent pendant 14 mois sans que rien dans l'état du malade pût éveiller le soupçon de tuberculose. Un autre malade était traité depuis trois mois dans le service du professeur Bernheim (Obs. XXVI), pour une né-

(1) ALTEMAIRE. — *Des troubles périphériques de sensibilité dans le cours de la tuberculose chronique.* (Th. de Paris, 1879.)

(2) PETER. — *Clinique médicale*, tom. II, p. 394.

(3) FRIOT. — *De la sciatique chez les phtisiques.* (Th. de Paris. 1870.)

(4) LORBER. — *Étude clinique des névralgies et points douloureux dans la tub. pulm.* (Th. de Nancy. 1870.)

vralgie lombo-abdominale, lorsqu'il commença à toussèr. L'affection tuberculeuse s'accentua du côté où siégeaient les douleurs, et celles-ci, qui avaient jusqu'alors résisté à tout traitement, diminuèrent spontanément à partir du moment où la tuberculose pulmonaire fut déclarée. On pourrait multiplier de semblables exemples. Ceux que nous avons rapportés suffisent à démontrer quel parti on peut souvent tirer, dans le diagnostic difficile des phtisies latentes, des symptômes fournis par le système nerveux, et nous concluerons, avec Bernheim : « *Toutes les fois que le médecin aura à s'occuper de sujets anémiques, lymphatiques, ayant des antécédents héréditaires et présentant des douleurs, il devra se défier et examiner souvent la poitrine.* »

§ 3. **Symptômes fournis par l'appareil génito-urinaire.** — On observe rarement au début de la phtisie des troubles de la *fonction urinaire*. Les modifications qu'elle peut présenter à cette époque doivent le plus souvent être rattachées à une tuberculose primitive de la vessie ou du rein, et nous avons déjà fait remarquer combien il était difficile, en l'absence de toute localisation pulmonaire bien appréciable, de reconnaître la vraie pathogénie de ces accidents. *L'albuminurie* peut cependant se produire en dehors de toute tuberculose rénale, et il est peu de cas de phtisie chronique dans lesquels on ne puisse la rencontrer à un moment ou à l'autre de l'évolution de la maladie (1). Cette fréquence s'explique facilement si l'on songe que presque toutes les causes d'albuminurie transitoire se trouvent réunies chez ces malades : troubles digestifs, diarrhée, troubles vasculaires; mais cette albuminurie

(1) LÉCORCHÉ et TALAMON. — *Traité de l'Albuminurie,* Paris, 1888, p. 238.

— 51 —

est habituellement éphémère, peu abondante, et elle passera facilement inaperçue (1).

Les troubles fonctionnels de l'appareil génital ont au contraire, et surtout chez la femme, une netteté qui ne permet guère de les méconnaître. Nous ne citerons que pour mémoire cette *surexcitation de l'instinct génésique* que l'on prêtait aux tuberculeux; c'était là une assertion que Louis et Grisolle n'ont pas eu de peine à réfuter. On ne saurait accorder une bien grande valeur à la *spermatorrhée* lente, chronique, que l'on a quelquefois l'occasion de constater; elle n'est le plus souvent qu'un des effets de l'adynamie des périodes avancées de la phtisie pulmonaire.

Beaucoup plus profonds et plus accentués sont les changements qui surviennent dans l'appareil reproducteur de la femme : « De toutes les maladies, de toutes les diathèses, disait Aran, celle qui paraît influencer le plus directement le système utérin, c'est la phtisie pulmonaire. » Il n'y a point d'ailleurs de relations spécifiques à établir entre les *perturbations menstruelles* et la lésion du poumon. Ce n'est point sur l'état local pulmonaire, c'est sur l'état général qu'elles règlent leur marche; aussi sont-elles peu marquées ou font-elles complètement défaut dans les phtisies torpides dans lesquelles la dénutrition ne survient que tardivement. Ce ne sont là, il est vrai, que des exceptions, et tous les auteurs (Louis, Raciborski, Trousseau, Grisolle, Courty) s'accordent à reconnaître la fréquence des anomalies caténiales dans le cours de la tuberculose. Sur 43 faits

(1) PIEDALLU. — *De l'albuminurie chez les phtisiques.* (Th. de Paris, 1878.) Voir aussi: GAUCHÉ. — *Néphrite albumineuse dans la phtisie.* (Th. de Paris, 1879.)

certains de phtisie pulmonaire, Raciborski (1) les a notées
40 fois. Cinq de ces malades avaient rapporté à la même
époque le commencement de la toux et la suppression des
règles; chez une d'elles *l'aménorrhée* avait précédé de deux
mois la phtisie. Dans la majorité des cas, cependant, on
n'assiste pas à une suppression brusque de l'hémorragie
périodique; elle devient irrégulière et se retarde chaque
fois pour arriver peu à peu à ne plus revenir (Aran); c'est une
réduction graduelle portant à la fois sur sa durée, sur son
abondance, sur sa coloration. La phtisie qui se développe
au moment de la puberté empêche ou retarde l'établisse-
ment des règles; plus tard, elle paraît pouvoir hâter le
moment de la ménopause (Grisolle). Peut-elle être un obstacle à la grossesse et doit-on suspecter une stérilité persistante? Quelquefois. Cependant on voit des femmes phtisiques devenir enceintes, mais dans ce cas il est fréquent
d'observer une aggravation rapide des signes pulmonaires,
de même que chez une femme simplement prédisposée, la
grossesse peut changer cette prédisposition en maladie
confirmée (Stoltz) (2).

Il est difficile de concilier ces opinions avec celle
d'Handford (3) qui considère la *ménorragie* comme un
accident possible de phtisie commençante, et se déclare
porté à voir une prédisposition à la tuberculose dans les cas
de règles précoces, se présentant parmi les membres d'une
famille à antécédents suspects. D'ailleurs, les perturbations

(1) RACIBORSKI. — *Traité de la menstruation.*
(2) GAULARD. — *Influence de la grossesse sur la tub.* (Th. Agr. 1880.) et PETIAU.
— *Et. sur la pht. dans ses rapports avec l'acc. la gross. et la lactation.* (Th.
de Paris, 1885.)
(3) HANDFORD. — *Brit. med. journ.* 1887, p. 1360.

menstruelles sont si fréquentes, et elles inscrivent à leur étiologie tant de causes diverses, qu'il est souvent difficile de choisir, parmi celles-ci, celle qui doit être incriminée (1). C'est surtout chez les femmes de 20 à 36 ans que leur signification est plus positive : « *Toutes les fois*, dit Raulx (2), *qu'on verra une femme de cet âge ne plus être réglée sans être enceinte, et joindre à la toux un amaigrissement notable, on sera en droit sinon d'affirmer, au moins de soupçonner la phtisie.* » C'est dire que l'aménorrhée n'est qu'un épiphénomène; elle n'a de valeur que par les symptômes concomitants.

(1) GALIBERT. — *Des troubles de la menstruation dans la tub. pulm.* (Th. de Montpellier. 1887.)

(2) RAULX. — *De quelques troubles des fonctions génitales dans la pht. pulm. de la femme.* (Th. de Paris 1877.)

CHAPITRE II

SYNDRÓME GASTRO-INTESTINAL

§ 1. **Dyspepsie.** — « *Le tuberculeux commence souvent et finit presque toujours par la gastro-dyspepsie* », a dit G. Sée (1). Or, quand le médecin prononce-t-il le mot dyspepsie (2) ? C'est lorsqu'il constate chez un malade une série de signes tels que bouche pâteuse, nausées, éructations, vomissements, douleurs épigastriques, ballonnement du ventre etc., ces phénomènes étant en rapport avec l'acte digestif. Mais s'il lui est parfois possible de rattacher à une affection déterminée, à une lésion anatomique précise l'ensemble symptomatique qu'il a sous les yeux, souvent aussi la relation qui existe entre l'affection et les troubles dyspeptiques échappe à sa sagacité. La pathogénie des accidents reste incertaine, entourée d'obscurité. Parmi les maladies constitutionnelles, la phtisie est une de celles qui soulèvent le plus fréquemment ce problème clinique.

Les troubles fonctionnels qui constituent la dyspepsie s'observent souvent aux périodes avancées de la tuberculose pulmonaire, et il est facile, dans ces cas, de les rapporter à leur véritable cause productrice; mais il n'est pas moins com-

---

(1) G. Sée. — *Hygiène alimentaire*, 1887.
(2) Raymond. —Th. d'Agr. 1878.

mun de les rencontrer au stade de germination des tubercules, et parfois même leur précocité est si évidente qu'on a
pu se demander s'ils n'en préparaient pas l'éclosion. (Beau,
Bennett.)Si, dans le premier cas, les troubles digestifs peuvent
être attribués à une tuberculose secondaire, provoquée par
l'incessant passage des crachats chargés de bacilles, dans le
second, on est bien obligé de reconnaître que les symptômes
fonctionnels sont loin de concorder avec l'étendue des lésions
de l'estomac, et Loquin (1), qui a surtout étudié les altérations gastriques des dyspepsies tuberculeuses, a vainement
essayé de superposer les variétés de ces dyspepsies aux modifications que subit l'état de la muqueuse.

Les statistiques de Bourdon (2), de Cazeneuve (3), de Marfan (4), donneront une idée de la fréquence de ces dyspepsies
symptomatiques. Le premier l'a noté 112 fois sur 153 phtisiques ; le second, 52 fois sur 68 cas. Enfin chez 34 phtisiques
du service de Bucquoy, Marfan a observé 21 fois le syndrome
gastrique initial. Tous trois s'accordent à le considérer comme
beaucoup plus commun chez la femme. Si l'on examine un
à un les éléments symptomatiques qui composent par leur
réunion ces gastropathies primordiales, on y reconnaîtra
sans peine la plupart de ceux qui constituent les dyspepsies
vraies, et rien ne pourrait mieux démontrer cette similitude
parfaite que l'observation suivante, empruntée à la thèse de

(1) LOQUIN. — *De la dyspepsie dans la tub. chron. du poumon.* (Th. de Paris,
1872.)

(2) BOURDON. — *Troubles digestifs dans la phtisie.* (Soc. méd. des hôp.
1852.)

(3) CAZENEUVE. — *Etude sur les troubles gastriques dans la tub.* (Th. de Paris,
1883.)

(4) MARFAN. — *Troubles et lésions gastriques dans la phtisie.* (Th. de Paris,
1887.)

Marfan : « En 1882, une femme dont une sœur venait de mourir poitrinaire, commence à tousser; elle devient pâle; ses règles se suppriment; en même temps, elle éprouve des troubles gastriques; son *appétit* est inégal et *capricieux*, présente maintes bizarreries; *après ses repas*, elle *tousse* plus violemment que d'habitude, et ces quintes, consécutives à l'ingestion alimentaire, s'accompagnent quelquefois de *vomissements*. Quand elle ne vomit pas, son estomac est distendu et elle éprouve au creux épigastrique un sentiment de tension qui peut aller jusqu'à la douleur vraie; elle est très soulagée par l'éructation de gaz qui lui brûlent la gorge et par des régurgitations acides qui lui donnent dans la bouche le goût de vinaigre. La malade est très constipée. Pendant près d'un an et demi, elle se traîne, toussant, ne voyant pas ses règles, et souffrant de ce syndrome gastrique que nous venons de décrire. Vers le milieu de 1883, elle a un crachement de sang. » Ainsi donc, rien n'y manque : anémie et aménorrhée, inégalité de l'appétit et dépravation du goût; digestion lente, pénible; sensation de pesanteur à l'estomac et gastralgie; éructation et régurgitations acides; parfois même vomissements; constipation habituelle. La *dilatation de l'estomac* existait-elle ? l'observation ne la mentionne pas; les élèves de Bouchard l'ont cependant rencontrée chez les deux tiers des phtisiques, et longtemps quelquefois avant les premiers troubles révélateurs de la lésion pulmonaire (1). La *constipation* peut alterner avec la *diarrhée* (2); celle-ci est le plus

---

(1) Thiébaud. — (Th. de Nancy, 1882.)

(2) Voir sur la diarrhée des phtisiques: Bourdeloy. (Th. de Paris 1876.) — Ribes. (Th. de Paris 1877.) et Williams. (*The lancet*, 11 et 18 juin 1881.)

souvent un symptôme des périodes avancées; mais elle peut dans certains cas débuter avec la maladie elle-même, se prolonger sans cause, et devenir ainsi chez un sujet qui maigrit et chez lequel se manifestent de légères tendances fébriles, un signe précoce de tuberculose.

Mais le tableau n'est pas toujours aussi sombre; il suffit cependant qu'il puisse en être ainsi pour qu'on ait le droit de mettre cette série morbide en parallèle avec celle qui ressort de la dyspepsie primitive.

§ 2. **Vomissements.** — Parmi les incidents de cet état gastro-intestinal souvent prémonitoire de la phtisie, il en est un sur lequel il convient de revenir avec quelques détails, car pas autre comme lui ne frappe le médecin et ne préoccupe le malade : « Vous verrez, dit Peter (1), des *tuberculeux* qui *toussent dès qu'ils ont mangé;* vous en verrez d'autres qui toussent *parce qu'ils ont mangé* et qui *vomissent alors parce qu'ils toussent.* » On ne saurait dire en termes plus concis et plus précis les caractères des vomissements dans la phtisie commençante. Il est rare qu'ils surviennent indifféremment à tout instant de la journée; c'est d'ordinaire après les repas, après celui du soir surtout, qu'on les observe, et la nature des aliments ingérés ne paraît avoir aucune influence sur leur production. Ainsi se trouve réalisée la première condition de ce vomissement particulier : il faut avoir mangé pour vomir. La deuxième condition, sinon indispensable, du moins significative quand elle existe, c'est la toux. « La disposition à vomir, disait Morton, jointe à la toux, est un des signes pathognomoniques de la toux phtisique. »

____

(1) Peter. — *Clinique médicale*, tom. II, p. 323.

Telle était aussi l'opinion de Pidoux : « Le vomissement est rare dans la phtisie, écrivait-il, indépendamment de la toux. » Bayle, Sée, Bourdon admettent la fréquence de cette toux émétisante; pour Hanot, elle est un signe constant du début de la phtisie. Il n'est donc pas nécessaire de rechercher dans une altération de la muqueuse gastrique, comme l'a fait Varda (1), la raison d'être de ce vomissement; il ne s'agit là que d'une action mécanique (2), d'un effet de synergie musculaire, et voici l'explication qu'en donne Arnozan (3) : Une quinte de toux survient : au moment où elle semble devoir se terminer, le malade fait quelques inspirations profondes; il se fait à ce moment une véritable aspiration thoracique : le cardia se dilate, le contenu de l'estomac monte dans l'œsophage. Si un nouvel effort de toux arrive, l'expulsion s'accomplit pendant les expirations violentes qu'elle détermine, et sous l'influence de la contraction simultanée du diaphragme, des muscles de la poitrine et de l'abdomen.

Cette subordination du vomissement à la toux est très importante, car il n'existe, comme le fait remarquer Peter (4), que deux maladies dans lesquelles la toux puisse provoquer le vomissement, à savoir : la coqueluche et la tuberculisation pulmonaire; de telle sorte qu'il en découle immédiatement cette déduction diagnostique que tout individu qui vomit

<hr>

(1) VARDA. — *Des vomissements chez les phtisiques.* (Th. de Paris, 1876.)

(2) LACROIX. — *Contrib. à l'ét. des vom. chez les tuberculeux.* (Th. de Paris, 1886.)

(3) ARNOZAN. (Th. de Paris, 1879.)
Voir pour l'étude du vomissement chez les pht. les thèses de LESCARRET. (Paris 1885.) — SIMONNEAU. (Paris 1881.) — RAYNAL. (Lille 1880.)

(4) PETER. — *Clinique médicale.* Tom. II, p. 324.

parce qu'il tousse, s'il n'a pas la coqueluche, a des tubercules aux poumons. La communauté d'influence nerveuse explique cette solidarité fonctionnelle de l'estomac et du poumon. La toux émétisante est une toux gastrique; elle est due à une susceptibilité spéciale de l'estomac, régie par l'irritabilité du pneumogastrique, celle-ci pouvant être due, soit à la compression du tronc même du nerf par des ganglions bronchiques hypertrophiés (Becker (1), Bourdon, Potain (2), G. de Mussy, Barety) — il en est souvent ainsi dans les périodes avancées de la phtisie — soit plutôt à une excitation exercée sur les filets pulmonaires du vague par les granulations tuberculeuses, à la période même de leur germination. C'est donc aux conditions dans lesquelles ils se produisent, que les vomissements de la phtisie commençante empruntent leur signification : « Ils sont importants à connaître, disent Hérard et Cornil, et démontrent la nécessité de *surveiller la poitrine des individus qui sont pris de vomissements que l'état de l'estomac n'explique pas suffisamment.* »

Examiner la poitrine, tel est en effet le seul moyen de trancher les difficultés du diagnostic différentiel, dans les cas où la tuberculose revêt, à ses débuts, les apparences de la gastro-dyspepsie. On a dit que l'anémie était bien plus marquée et bien plus précoce, la dénutrition bien plus rapide, dans la dyspepsie tuberculeuse que dans la dyspepsie essentielle et dans la dyspepsie des chlorotiques. L'inefficacité d'un traitement approprié est, pour Jaccoud (3), une preuve

(1) BECKER. — Berlin, 1821.
(2) POTAIN. — (*Bull. Soc. Anat.* 1861.)
(3) Cité par MARFAN. — *Loc. cit.*

certaine de tuberculose. Ce sont là des signes précieux, mais peuvent-ils donner autre chose que des présomptions? « Vous devez, dit Peter, chercher les signes de la tuberculisation pulmonaire chez les jeunes gens qui, sans cause appréciable, perdent peu à peu leur appétit, ou du moins éprouvent un dégoût permanent pour les aliments réparateurs tels que la viande; digèrent mal ce qu'ils mangent et le digèrent avec douleur, alors qu'autrefois leur appétit était vif et leur digestion indolente. C'est pour de pareils troubles qu'on vous consultera; ils vous seront alors présentés non pas comme des désordres symptomatiques, mais comme des maladies, nosologiquement classées sous le nom de dyspepsie et de gastralgie; et rien n'est plus naturel en pareil cas que l'erreur. Le malade ne vous parle que de son estomac et ne peut vous parler que de cela seul qui le fait souffrir. Pendant des mois, plus d'une année parfois, ils sont considérés comme de simples dyspeptiques, jusqu'au jour où une hémoptysie, par exemple, vient dénoncer la véritable maladie (1). »

(1) PETER. — *Clinique médicale*. Tom, II, p. 312.

CHAPITRE III

SYMPTÔMES FOURNIS PAR L'APPAREIL CIRCULATOIRE

§ 1. Fièvre. — La confusion n'est pas moins à craindre si l'on s'en tient aux troubles que la tuberculose peut déterminer dans les organes de la circulation. La fièvre existe-t-elle dès le début de la phtisie? A-t- elle dans ce cas des caractères qui permettent de remonter jusqu'à sa cause génératrice? « Il y a probablement élévation continue de température dans tous les cas où le tubercule se développe dans l'un quelconque des organes », écrivait Sidney Ringer (1). Pour Bilhaut (2) la phtisie pulmonaire s'accompagne, dès le début, d'une élévation thermique. Louis n'était point aussi affirmatif; il avait remarqué que le mouvement fébrile n'apparaît avec les premiers symptômes que dans un cinquième des cas; qu'il commence, dans un autre cinquième, à un moment quelconque de la période qui précède le ramollissement; enfin que, dans les trois cinquièmes restants, il survient pendant la phase même de la fonte tuberculeuse. Pour Lebert (3), la marche de la température dans la

<hr>

(1) SYDNEY-RINGER. — *Médical Times and Gazette*, 1868.
(2) BILHAUT. — *Température dans la phtisie.* (Th. Paris 1872.)
(3) LEBERT. — *Deutsch. Arch. f. Klin. med.* 1872.

tuberculose n'a pas de caractères spécifiques. Williams (1)
avance que, dans la phtisie chronique, la température est
voisine de la normale et lui est quelquefois même inférieure.
Jeannel (2) admet au contraire que, dans certains cas, la
fièvre se déclare avec une facilité et une intensité remarquables, au milieu d'une santé florissante, et sans que
l'examen le plus attentif révèle la présence d'aucune lésion
en rapport avec un pareil cortège fébrile. La rapidité de
l'ascension, l'irrégularité du tracé thermique, la sensibilité
qu'elles présentent à l'action de l'antipyrine seraient les
caractères distinctifs de ces fièvres tuberculeuses à forme
d'embarras gastrique (3), et Jeannel conclue : « Toutes les
fois qu'on est en présence d'une fièvre continue à type
irrégulier, on doit se tenir en garde contre la possibilité
d'une tuberculose commençante. »

La divergence de ces opinions indique, ce nous semble,
que les modifications de la température dans la phtisie initiale sont loin d'avoir la netteté que Wunderlich et Sidney
Ringer se plaisaient à leur reconnaître. Elle est probablement due à ce que, dans bien des cas, on a rattaché à la
pthisie elle-même une élévation thermique provoquée par
une complication concomitante. De même, on ne saurait
considérer les températures élevées signalées par Jeannel,
autrement que comme un symptôme de tuberculose infectieuse à forme atténuée, ou comme un indice d'une poussée
granuleuse ou inflammatoire au cours d'une tuberculose
chronique jusque-là méconnue.

(1) WILLIAMS. — *Temperature in phtisis* (*The Lancet*, janv. 1875.)
(2) JEANNEL. — *Des fièvres tub. et de leur trait. par l'antipyrine.* (Th. Montpellier 1887.)
(3) LANDOUZY. — *Gaz. des hôp.*, 11 janv. 1886.

En résumé, et dégagée de toute complication, la fièvre qui correspond à la germination des tubercules pulmonaires est peu accentuée; elle est plutôt caractérisée par une accélération du pouls, par une excitation anormale du système nerveux vaso-moteur et des sensations subjectives, que par une élévation notable de la température. Celle-ci atteint à peine un degré ou un degré et demi et coïncide avec l'ascension vespérale physiologique. Plus rarement, elle peut prendre un caractère intermittent. Mais, pour si peu marquées que soient ces variations thermiques, lorsqu'elles se produisent en dehors de toute lésion apparente des organes, soit en pleine santé, soit dans la convalescence des maladies graves, elles doivent attirer l'attention du médecin et le forcer à examiner la poitrine.

§ 2. **Palpitations. Souffles cardiaques et vasculaires.** — Il existe aussi à la période latente de la tuberculisation pulmonaire un trouble purement réflexe, probablement dû à l'intolérance du pneumogastrique, et bien fait pour induire en erreur : ce sont les *palpitations.* Elles apparaissent surtout chez la femme, d'ordinaire en même temps que l'anémie; elles prennent même parfois une importance prépondérante, tantôt survenant sans cause, et assez intenses pour troubler le sommeil, tantôt occasionnées par le travail de la digestion, par un effort, par une émotion ou par la marche. Grâce aux symptômes dont elles s'accompagnent, anémie, sueurs, fièvre, dyspnée, on pourrait croire à une affection cardiaque ou à la chlorose, et les données de l'*examen du cœur* ne feront quelquefois que paraître confirmer cette première impression : on trouve à la palpation un frémissement diffus; à la percussion, une légère augmentation de la matité précordiale; à l'auscultation, les bruits du cœur seront énergiquement frappés; on entendra, dans toute la région, parfois aux quatre orifices simultanément, le plus souvent limité au foyer pulmonaire, un bruit de souffle tantôt doux, tantôt rude et râpeux (1). A côté des troubles présentés par le cœur, il en est d'autres qu'on peut constater sur l'arbre circulatoire tout entier : dans les artères, dans les capillaires et dans les veines. Ces derniers sont de beaucoup les plus importants. On les retrouve dans les vaisseaux du cou, sous forme de souffles, les uns continus, les autres intermittents, simples ou doubles, le plus souvent doux; c'est à eux qu'on a donné les noms variés de bruit de diable, bruit de guimbarde, bruit de rouet. Les troubles de la circulation capillaire se traduisent par des alternatives de coloration et de pâleur sous l'influence des moindres causes.

En présence de pareils symptômes, il sera difficile de ne point penser à une affection cardiaque ou à la chlorose. C'est aussi de la tuberculose qu'il faudra se méfier : « Cherchez, dit Peter (2), aux sommets de la poitrine, et vous finirez par y découvrir la saccade respiratoire sous les clavicules; réservez alors l'avenir, et trois mois, six mois, un an plus tard, vous verrez vos appréhensions justifiées par l'apparition des signes désormais incontestables de la tuberculisation confirmée. »

§ 3. — **Sueurs.** — De ces troubles circulatoires on peut rapprocher les *sueurs*. Bien que plus fréquentes et plus abondantes aux périodes avancées de la tuberculose, il est rare qu'elles fassent défaut au début même de la maladie

---

(1) Jaccoud. — *Clinique de la Pitié.*, 1885-86.
(2) Peter. — *Clin. méd.* Tom. II, p. 312.

(Bouveret (1). Quand il s'y ajoute de l'amaigrissement, de la perte des forces, c'est un signe d'une certaine valeur. On a invoqué comme cause de leur production la fièvre, les troubles gastriques, les quintes de toux, et l'on a essayé d'établir entre elles et la diarrhée une sorte de balancement (Graves, Rousselot (2). Mais toutes ces causes secondaires de la sueur sont dominées, chez le phtisique, par l'affaiblissement profond de l'organisme qui, presque toujours, avant toute localisation bien manifeste, signale l'invasion de la tuberculose. Fonssagrives a dit des sueurs des phtisiques qu'elles étaient les plus constantes et les plus remarquables entre toutes les sueurs symptomatiques, et Louis n'avait noté leur absence qu'une fois sur dix malades. Au début du mal, elles sont la plupart du temps modérées et partielles, se montrant de préférence à la région dorso-lombaire, à la tête, à la poitrine et aux mains (Pierre (3). Elles apparaissent à certaines heures, surtout pendant la nuit, pendant le sommeil : ce sont des *sueurs hypniques*, selon l'expression de Delioux (4); pour Peter, c'est seulement au moment du réveil qu'elles s'effectueraient (5).

Cette précocité des sueurs, leurs caractères particuliers, permettent de leur accorder une certaine valeur diagnostique : « N'est-il pas évident, en effet, dit Legougeux (6), que ce phénomène se montrant sans aucune provocation extérieure,

<hr>

(1) BOUVERET. — *Des sueurs morbides.* (Th. Agr. 1880.)

(2) ROUSSELOT. — *Quelques particularités sur les sueurs des pht.* (Rev. méd. de l'est. 1878).

(3) PIERRE. — *Et. sur quelques points de la pht. pulm. partic. des sueurs des pht. et de leur trait.* (Th. de Nancy 1870.)

(4) DELIOUX. — *Union médicale.* 1883.

(5) PETER. — *Clin. méd.* Tom. II. p. 302.

(6) LEGOUGEUX. — *Sueurs profuses chez les pht.* (Th. Paris 1872.)

doit aussitôt appeler l'attention du côté de la poitrine? Et quand même on ne rencontrerait alors aucun signe physique appréciable, si le malade perd ses forces et son embonpoint, s'il a les traits quelque peu altérés, s'il éprouve depuis quelques semaines une petite toux, n'a-t-on pas de bien fortes raisons pour craindre un commencement de tuberculisation, surtout s'il existe des prédispositions héréditaires ? »

Nous venons d'analyser un à un les traits principaux du tableau que peut offrir la tuberculose pulmonaire à sa période initiale. Mais nous avons vu, chemin faisant, qu'ils sont loin de se présenter chez tous les malades; aussi ne faut-il pas s'étonner si la phtisie n'est parfois reconnue qu'au moment où ses lésions ont une étendue et une gravité menaçantes. Souvent aussi ils ne deviennent caractéristiques qu'au moment où les tubercules provoquent déjà des réactions vives, et quelquefois on ne peut, par l'interrogation la plus circonstanciée, par l'examen le plus attentif, en surprendre aucune trace sensible. Enfin, lorsqu'ils existent, ils peuvent évoluer isolément, dans une marche un peu fugitive et irrégulière : ainsi considérés, il n'en est aucun qui ne puisse se montrer dans une autre affection, et quelque délicate que soit leur analyse, elle ne peut autoriser que des présomptions. Ils tirent surtout leur valeur diagnostique de leur réunion plus ou moins complète et naturelle; c'est-à-dire que leur valeur relative l'emporte sur leur valeur absolue.

Parmi ces formes cliniques que leur groupement peut réaliser, il en est deux que l'on rencontre assez souvent et auxquelles on s'est efforcé de reconnaître des signes distinctifs, lorsqu'elles se rattachent à une tuberculisation commençante : c'est avec la chloro-anémie et avec la dyspepsie chronique que la tuberculose initiale peut être confondue.

Les symptômes de la *chlorose* et ceux de la *tuberculose pulmonaire* au début peuvent en effet offrir de singulières analogies (1). De part et d'autre, pâleur et dépérissement, anorexie et dyspepsie, toux et palpitations ; de part et d'autre, troubles profonds de la menstruation, souffles vasculaires ; de part et d'autre enfin, points douloureux dans la poitrine, essoufflement au moindre effort, sueurs et fièvre même.

Entre la *tuberculose* et la *dyspepsie*, la similitude n'est pas moins complète, ni l'hésitation moins légitime : l'anorexie et la dépravation du goût, les régurgitations et le pyrosis, la flatulence et les gastralgies, les vomissements et la constipation appartiennent à la fois à l'une et à l'autre.

On a voulu, il est vrai, faire de l'altération du sang, un symptôme pathognomonique de la chlorose ; la diminution des globules, et, plus encore que ces anomalies quantitatives, leur pauvreté en hémoglobine (2) suffirait à la différencier des maladies qui peuvent la simuler. Mais cette altération du sang ne lui est pourtant pas spéciale, car d'après M. Hayem, elle existe à divers degrés dans d'autres anémies, et notamment dans l'anémie cancéreuse. De plus, la chlorose vraie ne peut-elle pas être associée à la tuberculose commençante? On avait cru aussi pouvoir établir, sur l'absence de fièvre dans la chlorose, une démarcation entre elle et la phtisie : « Sauf les cas de complication accidentelle, disait Jaccoud, dans les deux premières

<hr>

(1) PERSILLARD. — *Essai de diagnostic diff. sur la chlorose et les mal. qui peuvent la simuler.* (Th. de Paris, 1887.)

(2) JACCOUD. — *Cliniques de la Pitié,* 1885-86, p. 563.

éditions de sa pathologie interne, il n'y a jamais de fièvre dans la chlorose. » « La fréquence habituelle du pouls, écrivait Potain (1), et surtout une fièvre rémittente ou tout à fait intermittente, à retours plus ou moins réguliers, ont, comme signe de tuberculose au début, une valeur considérable. La température centrale dans la chlorose, et c'est le fait capital, ne dépasse jamais le chiffre normal. » Mais, à la suite de deux mémoires publiés par II. Mollière dans le *Lyon médical* (2), la notion de la *chlorose fébrile* est devenue classique, et Leclerc (3) a pu dire : « Il est des chloroses graves, fébriles, qui, précisément à cause de l'élévation souvent persistante de la température centrale, simulent la tuberculose au début. » On a dit aussi que les souffles dans les vaisseaux du cou étaient fréquents et forts chez les chlorotiques, rares ou peu accentués chez les tuberculeux ; que chez ces derniers les troubles digestifs s'accompagnaient d'un amaigrissement rapide, tandis qu'il était lent ou peu prononcé chez les premières ; que les points douloureux dont se plaignent également la chlorotique et la tuberculeuse différaient par leur siège ; que l'urine des tuberculeux contenait plus d'urée et plus de phosphates (Teissier) que celle des chlorotiques, etc. Mais ce qui est exact d'une façon générale ne s'applique pas à tous les cas, et comme ces nuances sont d'une appréciation délicate!

De même, en ce qui concerne le syndrome gastrique initial, on a dit que jamais la dyspepsie simple n'était aussi

---

(1) POTAIN. — *France médicale* 1878.

(2) II. MOLLIÈRE. — *Lyon médical*, 1882 et 1884.

(3) LECLERC. — *De l'existence fréquente de la fièvre chez les chlorotiques.* (Th. de Lyon, 1884.)

profonde, aussi durable, aussi apeptique, aussi rapidement suivie d'amaigrissement, aussi souvent accompagnée d'une diarrhée tenace que la dyspepsie des tuberculeux. Mais combien d'exceptions viennent infirmer de semblables règles !

Nous n'avons pas eu la prétention de faire, dans les lignes qui précèdent, le diagnostic différentiel de la tuberculose et des maladies sous les traits desquelles on est parfois exposé à la rencontrer. Nous avons voulu simplement démontrer que les symptômes généraux de la phtisie initiale n'ont par eux-mêmes aucune signification positive, que leur seule utilité est d'attirer vers la poitrine l'attention du médecin, et il nous suffirait de reproduire les citations dont nous avons fait suivre à dessein l'étude spéciale de chacun d'eux, pour prouver que cette appréciation est bien celle dont la plupart des cliniciens les ont jugés susceptibles. Sans doute, si, à côté d'eux, on trouve dans les antécédents héréditaires, dans les maladies antérieures, des indices de prédisposition à la tuberculose, ce rapprochement pourra presque changer en certitude les probabilités qu'ils autorisent; mais ils ne peuvent encore avoir qu'une valeur purement confirmative des signes fournis par l'appareil respiratoire : ils posent le problème; il nous reste à voir comment, par l'examen de la poitrine, on peut arriver à le résoudre.

TROISIÈME PARTIE

SYMPTÔMES LOCAUX DE LA TUBERCULOSE PULMONAIRE

CHAPITRE PREMIER

BACILLOSES PRÉMONITOIRES EXTRA-PULMONAIRES DE L'APPAREIL RESPIRATOIRE

Nous avons jusqu'ici essayé d'apprécier le rôle des symptômes généraux dans le diagnostic précoce de la phtisie pulmonaire, d'en estimer l'importance et d'en régler l'application. Mais tandis qu'ils n'ont de signification qu'autant qu'ils se trouvent réunis aux signes locaux et sanctionnés par eux, ceux-ci au contraire peuvent exister seuls et conserver leur valeur diagnostique tout entière; l'absence des premiers n'a pas de valeur négative; les seconds dominent tous les autres et le diagnostic ne saurait avoir lieu d'une manière positive s'ils n'existent point. Ce n'est pas à dire pour cela que lorsque la phtisie s'annonce dès le début par des manifestations thoraciques, il soit toujours facile de la reconnaître; il n'est pas un seul des signes fonctionnels qu'elle provoque qui ne puisse se produire en dehors d'elle;

d'un autre côté, les signes physiques dont elle s'accompagne sont quelquefois peu accusés ou voilés par certaines conditions morbides concomitantes, et s'il en est parmi eux de pathognomoniques, leur recherche nécessite parfois beaucoup de patience, et leur appréciation beaucoup d'habitude. Enfin, de même que nous avons vu, dans certains cas, les symptômes généraux s'associer pour donner à la tuberculose commençante l'aspect d'une anémie suspecte ou d'une dyspepsie simple, de même les symptômes locaux peuvent, par leur groupement, lui prêter le masque d'une affection pulmonaire dont on pourra méconnaître la spécificité. C'est ainsi que la tuberculose pourra se présenter sous le couvert de la bronchite et l'on sera souvent embarrassé d'établir si celle-ci est simple ou symptomatique. Dans quelques cas on pourra croire à un emphysème limité aux sommets, bien qu'une telle localisation soit exceptionnelle. Souvent surtout, c'est par des manifestations pleurales ou laryngées que s'ouvrira la scène morbide, et il importe de savoir quelle part revient à la tuberculose dans leur production.

Ces deux dernières formes sont entre toutes intéressantes, car s'il est vrai qu'elles peuvent survenir à titre de complication dans le cours de la phtisie confirmée, elles peuvent aussi évoluer alors que les signes de la localisation pulmonaire sont encore incertains ou absolument négatifs. De même en effet que nous avons vu le bacille tuberculeux frapper isolément la peau, les organes digestifs ou génito-urinaires, et attendre dans son foyer primitif le moment favorable à sa dissémination, de même il pourra se cantonner primitivement dans la plèvre ou le larynx, et il est inutile de faire ressortir combien l'intimité des rapports anatomiques expose, dans ce cas, le poumon au danger d'une généralisation ultérieure.

§ 1. Tuberculose laryngée. — La tuberculose laryngée est caractérisée par le développement primitif ou secondaire des tubercules dans le larynx, soit sous forme de *granulations*, soit sous forme d'*infiltration caséeuse* avec tendance ordinaire à l'*ulcération* et à la destruction des tissus (1). Dans la plupart des cas, il est vrai, le larynx ne subit d'atteinte qu'après le développement des tubercules pulmonaires. Cette complication est grave et fréquente ; Willigh (2) l'a rencontrée 157 fois sur 1317 tuberculeux. C'est alors par le fait d'une véritable inoculation que l'organe vocal devient malade, et le passage incessant des crachats provenant du poumon ulcéré suffit à expliquer l'origine de ces *laryngites secondaires* (3). Mais le larynx ne peut-il être primitivement envahi, et, dans cet échange de bacilles entre le poumon et lui, ne peut-il être, à son tour, le point de départ ? On a longtemps nié l'existence de ces *tuberculoses laryngées primordiales*. Louis, Forest, Krishaber, Fraenkel se refusaient à admettre leur indépendance ; mais Lebert se prononçait en leur faveur ; Sommerbrod démontrait expérimentalement leur possibilité ; Capart (4), Lancereaux (5), en rapportaient des observations indiscutables, et aujourd'hui la plupart des auteurs reconnaissent, avec Gougenheim, que « le larynx peut

---

(1) DUCAU. — *Des formes cliniques de la tub. laryngée.* (Thèse de Bordeaux, 1883.)

(2) Cité par G. SÉE. — *Phtisie bacillaire*, p. 281.

(3) FISCHER. — *Zur pathogenese der tub. processe im Larynx* (*Wiener med. Woch.*, 1888.)

(4) CAPART. (Th. de Bruxelles 1878.)

(5) LANCEREAUX. — *Ann. des mal. de l'oreille et du larynx.* 1881.

être envahi isolément comme les autres organes. » Mais ils s'accordent aussi à considérer dans ces cas la généralisation comme presque inévitable, et le diagnostic comme fort difficile. Car les symptômes de la première période, la toux, l'enrouement, la dysphonie (1), sont communs à toutes les laryngites chroniques, et ne peuvent, pas plus que l'examen laryngoscopique, fournir à ce moment des renseignements suffisants pour affirmer ou pour rejeter la tuberculose du larynx. Ce n'est que lorsque les lésions seront ulcéreuses et envahissantes que l'on pourra soupçonner leur spécificité ; car 18 fois sur 20 la laryngo-nécrose est de source tuberculeuse. A cette époque encore, on pourra, dans les matières expectorées ou ramenées du larynx à l'aide d'un pinceau, retrouver le bacille caractéristique (Fränzel, Cramer, Sée). Mais alors l'infection pulmonaire sera le plus souvent un fait accompli et indubitable.

§ 2. **Tuberculose pleurale.** — Comme le larynx, la plèvre n'est presque jamais saine chez les phtisiques, et on comprendrait difficilement qu'elle ne fût pas lésée, tandis que le parenchyme sous-jacent est infiltré de néoplasies infectieuses, douées de propriétés irritantes, et auxquelles les lymphatiques offrent une voie naturelle vers la séreuse voisine. Aussi connaît-on depuis longtemps ces *pleurésies sèches*, qui peuvent parfois révéler une évolution tuberculeuse encore latente, et a-t-on insisté sur la valeur seméiologique de leur localisation au sommet. De même on savait que des *épanchements pleurétiques* peuvent également se produire dans le cours de la phtisie chronique, et l'on avait étudié (Leudet)

---

(1) LAVENÈRE-LAHONT. — *Des troubles fonctionnels de la tub. laryngée chron.* (Th. de Paris, 1880.)

leur influence sur la marche ultérieure de l'affection. Mais qu'en fait de pleurésies dites *à frigore* il n'y ait plus que des pleurésies tuberculeuses, qu'elles englobent même celles qui avaient la réputation la mieux établie de pleurésies primitives, sthéniques, franches, voilà une affirmation récente et qui intéresse au plus haut point le diagnostic précoce de la phtisie (1).

Certains traits empruntés à l'évolution clinique de l'inflammation pleurale avaient déjà donné naissance à cette opinion (2) : début souvent insidieux, marche irrégulière, durée presque toujours longue, tendance à la chronicité, aux récidives, aux complications tuberculeuses dans d'autres organes ; atteinte profonde portée à l'état général, insuccès fréquent des moyens médicaux et chirurgicaux employés, tel était l'ensemble des caractères qui faisait attribuer à la pleurésie une cause spécifique. L'anatomie pathologique a fourni la preuve de ces présomptions tirées de l'étiologie et de la clinique : Kelsch et Vaillard (3), Lauth (4), Legrand (5), etc., ont publié le résultat d'autopsies démonstratives. Quelquefois même, la découverte du bacille dans la sérosité épanchée a permis de reconnaître, pendant la vie, la nature tuberculeuse de pleurésies qui offraient tous les symptômes classiques des pleurésies franches. Dans d'autres cas c'est par des inoculations positives qu'on a pu démontrer la virulence de certains épanchements (6).

---

(1) Ricochon. — *De la pleurésie dite à frigore* (Revue de Verneuil, Tom. II, p. 573.)

(2) Landouzy. — *Revue de médecine,* 10 juillet 1888 ; et *Gaz. des hôp.,* 18 fév., 1887.

(3) Kelsch et Vaillard. — *Arch. de Physiologie,* 18 août 1883.

(4) Lauth. — *Gazette hebdomadaire,* 7 oct. 1887.

(5) Legrand. — *Arch. gén. de méd.,* sept. 1887.

(5) Chauffard et Gombault. — *Soc. méd. des hôp.,* 1884.

Sans doute, on peut faire des réserves (1). Dans quelques cas la pleurésie est si franchement aiguë, elle survient chez des individus si robustes, si peu enclins à la tuberculose, elle évolue si rapidement, et est suivie d'un si parfait retour à une santé florissante, qu'il semble encore permis, à l'heure actuelle, d'inscrire à son étiologie, à côté de l'infection et du traumatisme, les vicissitudes météoriques. Mais il n'en est pas moins indiqué d'*examiner fréquemment les sommets d'un individu que l'on sait être ou avoir été atteint d'une pleurésie suspecte*. Or sur quarante-cinq cas de tuberculose, le Dr Chauvet (de Royat) a trouvé huit fois une pleurésie antérieure, soit 18 % (2).

De ce que la plupart des pleurésies sont tuberculeuses, il ne s'ensuit pas cependant qu'elles aient pour conséquence fatale une tuberculose pulmonaire. Comme celle des os, des articulations, de la peau, des appareils digestif et urinaire, *la tuberculose de la plèvre peut rester accident local et guérir*. Parfois encore il existe entre les manifestations pleurales et pulmonaires un intervalle si considérable (vingt-quatre ans dans une obs. de Mayor) (3) qu'on a pu se refuser à admettre des unes aux autres une relation de cause à effet, ou se demander, tout au moins, si la pleurésie ancienne n'avait pas agi dans ces cas comme simple cause prédisposante (Debove). Mais le plus souvent l'échéance est moins éloignée et c'est trois mois, huit mois, un an après la pleurésie et du même côté qu'elle, que se révèlent les signes de la tuberculisation du poumon.

(1) BLACHEZ. — *Gazette hebdomadaire*, oct. 1880.
(2) CHAUVET. — *Lyon médical*, n° 40. 1885.
(3) ALOÏS MAYOR. — *De l'avenir des pleurétiques*. (Th. de Paris 1887.)

Ici, une question se pose : les deux affections sont-elles consécutives, ou bien sont-elles simultanées dans leur origine, et différentes seulement dans l'apparition de leurs manifestations symptomatiques? La vérité est que la tuberculose isolée de la plèvre est moins fréquente qu'on ne le croit généralement ; les lésions du poumon et de la séreuse sont presque constamment associées (Grancher) ; mais la pleurésie, avec son bruyant cortège de troubles fonctionnels et de signes physiques, attire seule l'attention du médecin, et lorsque plus tard on découvrira l'altération du parenchyme, on sera porté à la considérer comme secondaire, alors qu'elle était contemporaine de l'épanchement ou lui était même antérieure. M. Grancher a tout particulièrement attiré l'attention sur ces *débuts pleurétiques de la phtisie* (1); il a démontré la nécessité et fourni les moyens de *reconnaître la lésion pulmonaire derrière l'épanchement* qui la cache, et permis ainsi de prévoir, dès le premier acte, le dénouement du drame auquel on assiste (2). C'est en étudiant les signes fournis par un sommet sain et par un sommet malade au-dessus d'un épanchement pleurétique, en comparant entre elles les associations pathologiques que peuvent réaliser par leur groupement les résultats de la palpation, de la percussion et de l'auscultation, que notre maître a rassemblé les données qui permettent d'arriver de bonne heure au diagnostic. Étant donnée une pleurésie avec épanchement, la respiration est-elle accrue ou diminuée au niveau de la région sous-claviculaire du coté malade ? Accrue, (schème de

---

(1) NETTER. — *Diagn. précoce d'une forme de tub. pulm. à début pleurétique.* (Th. Paris 1883.)

(2) GRANCHER. — *Soc. méd. des hôp.*, 21 déc. 1881 et 18 janv. 1882.

suppléance) elle témoigne d'un poumon sain; diminuée, (schème de congestion) elle dénote un poumon congestionné et destiné à se tuberculiser plus tard, sinon déjà tuberculeux (1). M. Grancher a minutieusement étudié les conditions dans lesquelles se produit ce schème de congestion et les circonstances qui peuvent en atténuer la valeur ; nous ne le suivrons pas dans cette fine analyse. Il nous suffit d'avoir rappelé qu'il existe une forme spéciale de la tuberculose, à début pleurétique, dans laquelle on peut, de par les signes physiques, arriver à déterminer quelle est, dans le processus pathologique, la part qui revient au poumon, et nous dirons avec Landouzy : *« En présence d'un épanchement pleural, il ne faut pas oublier que l'on a affaire à un pleurétique d'aujourd'hui, qui est un tuberculeux d'hier, et sera, si la thérapeutique n'intervient pas d'une façon efficace, un phtisique de l'avenir. »*

(1) QUEYRAT. — Cont. à l'ét. de la congestion pulm. (*Rev. de méd.*, 1885.)

CHAPITRE II

SYMPTOMES FOURNIS PAR L'APPAREIL RESPIRATOIRE

Parmi les différents moyens d'investigation mis en œuvre pour la recherche des signes fournis par l'appareil respiratoire, à la première période de la phtisie, l'auscultation occupe sans contredit le premier rang. Elle a presque toujours, par le nombre et la valeur de ses données, une importance à laquelle ni la palpation, ni la percussion ne sauraient prétendre, et lorsque l'état général ou quelque symptôme fonctionnel font soupçonner la tuberculose, elle seule doit souvent juger en dernier ressort. Mais les anomalies du murmure vésiculaire que nous aurons plus tard à examiner en détail ne sont que des signes physiques, et si parfois c'est par hasard qu'on les rencontre chez des sujets doués en apparence d'une santé robuste, d'habitude on ne les découvre qu'en les cherchant. Nous avons déjà vu comment, dans certains cas, on pouvait, par des signes tirés de l'état général, supposer leur existence ; il nous reste à étudier quels sont, parmi les troubles fonctionnels de l'appareil respiratoire, ceux qui peuvent conduire à leur découverte.

§ 1. **Dyspnée.** — La dyspnée peut se rencontrer dans toutes les formes de la tuberculose : dans les formes infectieuses de la granulie, la respiration est toujours notablement accélérée; dans les formes broncho-pulmonaires, la gêne respiratoire est le symptôme prédominant, et il n'y a que les maladies organiques du cœur à la période d'asystolie qui puissent aussi parfaitement réaliser le saisissant tableau de la suffocation imminente. Le nombre des granulations, la rapidité et la simultanéité de leur développement, la diminution, ainsi provoquée, du champ de l'hématose, suffisent à expliquer la dyspnée des formes aiguës de la tuberculose pulmonaire. Au cours de la phtisie chronique, les accidents fluxionnaires ou inflammatoires intercurrents en sont le facteur principal; à la période de cachexie, elle est un signe de fin prochaine, et l'état de destruction avancée du poumon rend bien compte de sa production. Mais *la dyspnée peut aussi marquer le début de la tuberculose commune*, et il est quelquefois difficile de fixer ses caractères et d'apprécier les causes qui lui ont donné naissance : « Quand on interroge les malades avec soin, écrit Fournet (1), on voit ce phénomène manquer beaucoup moins souvent que ne le ferait supposer l'oubli complet dans lequel l'a laissé Laënnec. » Pour Voillez, la dyspnée pourrait même précéder la lésion pulmonaire; elle coïnciderait alors avec les déformations thoraciques que l'on observe chez les individus simplement prédisposés, et Andral (2) avait connu, dans certaines familles, plusieurs membres qui tous étaient devenus tour à tour phtisiques et dont la respiration avait commencé à être courte dès l'enfance. Lorsqu'elle date de l'époque présumée du début de la phtisie, peut-elle trouver sa raison d'être dans la diminution de la capacité respiratoire? Assurément non. Serait-elle due,

---

(1) Fournet. — *Rech. sur la première période de la pht. pulm.*, 1830, p. 639.

(2) Andral. — *Auscultation médiate* de Laënnec. Note de la page 246.

comme le pense Andral, aux congestions qui accompagnent la première poussée des granulations bacillaires? La plus grande fréquence de l'hémoptysie chez les tuberculeux dyspnéiques donne quelque poids à cette assertion; Jaguenau la considère comme liée à la chloro-anémie primordiale ; G. Sée l'explique par l'excitation ou tout au moins par l'excitabilité des terminaisons du nerf vague au contact des tubercules naissants. Ce n'est d'ailleurs pas seulement par ses filets pulmonaires que le pneumogastrique pourrait engendrer la dyspnée; dans quelques cas, c'est de l'estomac que partirait l'excitation, et M. Potain a depuis longtemps attiré l'attention sur ces *dyspnées d'origine gastrique* : « On pourra remarquer, dit un de ses élèves (1), qu'un certain nombre de malades qui d'abord prenaient facilement les aliments, parfois même avec quelque plaisir, étaient pris au bout d'un temps variable de quintes de toux, d'accès de dyspnée, et cessaient de s'alimenter pour éviter de pareilles crises. » Cette intervention du système nerveux dans la pathogénie de la dyspnée initiale est d'autant plus légitime que les sujets nerveux ou pseudo-chlorotiques y paraissent plus spécialement prédisposés.

C'est moins du reste un besoin de respirer plus souvent qu'un sentiment de gêne ou de malaise intérieur, vaguement localisé dans toute la région antérieure de la poitrine, que la toux, la marche, la réplétion de l'estomac peuvent provoquer et que le simple repos suffit à calmer. Parfois, il est vrai, cette *dyspnée* revêt un tout autre caractère; elle devient intermittente, apparaissant la nuit ou le matin, *sous forme d'accès comparables aux accès d'asthme.* « Depuis

(1) Mora. — *De la dyspnée et des troubles cardiaques d'origine réflexe chez les tub.* (Th. de Paris, 1881.)

quelques années, dit G. Sée (1), j'ai vu cinq fois des oppres-
sions intermittentes, d'abord apyrétiques, simuler l'asthme
pendant un ou deux ans. C'étaient déjà cependant des signes
de tubercules, car les malades maigrissaient et perdaient leurs
forces, et bien que l'auscultation ne révélât que des râles
sibilants avec emphysème, la dépression générale de l'organisme ne tarda pas à justifier mes craintes. » Mais en dehors
de ces cas exceptionnels, la dyspnée des tuberculeux com-
mençants est un phénomène fugitif, inconstant, souvent si
peu marqué qu'il est un assez grand nombre de malades
chez lesquels il passe inaperçu, et si l'on doit toujours suspecter une gêne respiratoire que ne peut expliquer un état
morbide des bronches, du cœur ou des gros vaisseaux, on
ne saurait attribuer à ce symptôme beaucoup de valeur diagnostique.

§ 2. — **Toux.** — La toux est au contraire remarquable
par sa constance, par sa précocité, et si ses caractères sont
variables, ses causes peu précisées, on peut dire cependant
que, parmi les symptômes fonctionnels fournis par l'appareil
respiratoire, il n'en est pas qui soit plus souvent qu'elle, le
signe révélateur de la lésion pulmonaire. Il existe, il est vrai,
des faits, très exceptionnels sans doute, mais aussi tout à fait
incontestables, dans lesquels la toux et l'expectoration ont
complètement fait défaut pendant toute la durée de l'affection : Andral en a rapporté un remarquable exemple. On a
dit aussi que la toux de la phtisie commençante était brève,
peu fatigante, qu'elle restait souvent inaperçue des personnes
qui entourent les malades, et que ceux-ci de leur côté en
niaient souvent l'existence parce qu'elle se confond avec un

(1) Cité par POJADE. — *De la tub. pseudo-asthmatique.* (Th. Paris, 1879.)

chatouillement qui semble venir du gosier. « Cette toux, dit
Fournet (1), est *brève, sèche, légère,* composée d'une seule
saccade ou de deux tout au plus, produite sans presque aucun effort et comme naturellement; non accompagnée d'accès, ni de sentiment d'étouffement; s'échappant en quelque
sorte de la poitrine par un petit mouvement convulsif, presque sans que le malade s'en aperçoive. » Mais alors même
qu'elle revêt des caractères si peu tranchés, quand elle
coexiste, et c'est le cas le plus fréquent, avec quelques-uns des
phénomènes généraux que nous avons déjà analysés, n'at-
tire-t-elle pas l'attention du côté de la poitrine, et n'est-elle
pas alors un élément de quelque valeur dans le diagnostic
précoce de la phtisie ?

Ce rapprochement est d'autant plus nécessaire qu'on peut
se trouver en présence de *toux nerveuses* (2), qui en ont souvent imposé pour une affection organique des poumons,
alors surtout qu'elles s'accompagnaient, ce qui se voit fréquemment, d'inappétence et d'amaigrissement. C'est ainsi
que les hystériques, généralement sans cause, ou à l'occasion
d'un rhume ou d'une laryngite, sont quelquefois prises d'une
toux sèche, incessante, monotone, qui dure des semaines et
des mois, et dont il est difficile de déterminer, en dehors de
l'auscultation, la véritable origine (3). De même, cette toux
n'est pas une complication rare des *états utérins;* elle se
rencontre pendant la grossesse, aux périodes menstruelles
(obs. de Müller (4) ; elle existe plus fréquemment encore à

(1) FOURNET. — *Loc. cit.,* p. 810.
(2) DRESGEN. — *Zur Frage des nervösen Hustens.* (*Berlin. Klin. Woch.*
8 déc. 1887.)
(3) LASÈGUE. — *De la toux hystérique.* (*Arch. gén. de méd.,* 1853.)
(4) MULLER. — *De la toux utérine.* (Thèse de Paris, 1887.)

l'état pathologique, et alors « il s'agit, dit Courty, de décider si cette toux est réellement nerveuse et purement sympathique de la maladie de matrice, ou si elle est due à un commencement de tuberculisation pulmonaire... il faut ausculter avec soin la poitrine, rechercher si l'expiration est prolongée, la respiration rude. » Enfin, n'est-ce pas ici le cas de rappeler l'observation d'Herard et Cornil dans laquelle une toux opiniâtre, accompagnée d'un amaigrissement extraordinaire et datant de six mois, fut guérie par l'administration efficace d'un vermifuge?

Mais ces caractères de la toux dans la phtisie commençante ne tardent pas, dans bien des cas, à se modifier; elle perd de sa brièveté; ses saccades, espacées et superficielles, se rapprochent et gagnent en violence; la toux devient quinteuse, spasmodique. Parfois même, chez les enfants, elle est quinteuse d'emblée, *coquelucho*ï*de*, et il y a lieu alors de soupçonner une compression des pneumogastriques par des ganglions bronchiques tuberculeux (1). Chez l'adulte, les quintes sont longues, douloureuses, rapprochées; les efforts qu'elles nécessitent entravent la circulation et provoquent la sueur; elles sont surtout nocturnes et troublent le sommeil; dans la journée, elles reparaissent sous l'influence des causes les plus insignifiantes. C'est notamment après les repas qu'elles surviennent; le vomissement en est la conséquence, et nous avons précédemment insisté sur la valeur séméiologique de cette *toux émétisante*.

Quinteuse ou brève, le plus souvent la toux initiale des poitrinaires est sèche; elle n'a pas de but à atteindre, de pro-

(1) CATTE. — *De quelques symp. du début de la phtisie pulm. et de leur rapp. avec l'irritation des pneumog.* (Th. de Paris 1870.).

duit morbide à rejeter. Qu'elle soit laryngée et due à une inflammation primitivement tuberculeuse ou simplement catarrhale du larynx (1), ou pulmonaire, et due à l'irritation produite par les granulations sur les filets terminaux du pneumogastrique respiratoire, ou gastrique et due à l'irritation produite par les aliments ingérés sur les filets terminaux du pneumogastrique stomacal, dans tous les cas, *c'est l'élément nerveux qui domine :* c'est là, comme le dit Peter (2), une toux sèche, sans résultat, sans but utile.

Plus tard, il est vrai, l'acte sera salutaire : après cette phase douloureuse et plus ou moins prolongée de la toux d'irritation, l'expectoration se produira. Mais chez des sujets moins nerveux, moins impressionnables, la phtisie peut prendre immédiatement la forme catarrhale; le malade rend quelques crachats composés d'un mucus qui ne diffère en aucune façon des expectorations de la bronchite commune, et ce début insidieux pourra faire croire à un rhume simple et donner lieu à de graves négligences. En résumé (3), qu'elle soit sèche ou catarrhale, la toux ne peut offrir au début de la phtisie aucun caractère pathognomonique; elle ne tire sa valeur que de ses relations avec les données de la percussion et de l'auscultation, ou des indications fournies par la marche de la maladie : « *La tuberculose qui ne se manifeste que par des troubles fonctionnels pulmonaires, dit. G. Sée, ainsi par la toux, sous diverses formes, doit être considérée comme latente, tant qu'il n'y a pas de modi-*

(1) LAVENÈRE-LAMONT. — *Des troubles fontionnels de la tub. laryngée.* (Th. de Paris, 1880.)

(2) PETER. — *Clinique médicale.* Tom. II, p. 530.

(3) YMITZ. — *Séméiol. physiol. path. et trait. de la toux dans la pht.* (Th. Paris, 1876.)

fications accentuées du son de la percussion ou du murmure vésiculaire (1). »

§ 3. **Altérations de la voix.** — « Dès son premier degré, dit Landré-Beauvais, la phtisie altère sensiblement la voix; un phtisique pourrait le plus souvent se reconnaître à la voix qu'il a plus grave que ne le comportent sa force et son corps (2). » On ne conteste pas aujourd'hui que les modifications de la voix puissent compter parmi les signes du début de la phtisie; mais souvent elles sont peu persistantes et leur valeur diminue en raison de la difficulté que l'on peut avoir à les rapporter à leur véritable nature. Ces altérations de la voix portent à la fois sur son ton, sur son timbre, sur son intensité, sur les sensations qui accompagnent son émission. D'habitude, *la voix est plus grave*, et il y a parfois un contraste étrange entre la gracilité de celui qui parle et la tonalité basse des paroles qu'il prononce. En même temps qu'elle est plus grave, elle est comme voilée, sourde, pectorale. Quelquefois même, lorsqu'elle s'élève, son émission détermine, dans les deux côtés ou dans un seul côté de la poitrine, un retentissement douloureux. Tels sont, d'après Fournet à qui nous empruntons la plupart des détails de cette description, les caractères de la voix chez un assez grand nombre de phtisiques du premier degré. C'est souvent à l'occasion d'un rhume qu'on les voit apparaître, ou dans le cours d'une affection laryngée dont il faudra suspecter la nature tuberculeuse. Mais en dehors de ces cas, ces modifications morbides ne sont que faiblement prononcées, et elles n'auraient pas grande valeur diagnostique si elles ne s'accompagnaient le

(1) G. SÉE. — *Phtisie bacillaire*, p. 174.
(2) LANDRÉ-BEAUVAIS. — *Séméiotique*, 2e éd. p. 321.

plus souvent de circonstances qui appuient l'impression et le jugement qu'elles provoquent.

§ 4. **Expectoration.** — L'examen des crachats rejetés par un malade qui tousse a maintenant une importance capitale; pour quelques-uns même, il prime tous les autres moyens de jugement, et l'on a voulu substituer le diagnostic bacillaire à tout l'ensemble de l'examen médical.

Autrefois, on avait déjà cherché à découvrir dans les crachats des éléments caractéristiques de la phtisie pulmonaire. Les uns (Gruithuisen, Virchow) croyaient être arrivés à ce résultat en différenciant les globules du pus des globules de mucus; les autres (Sandras, Lebert) en y trouvant des granulations soi-disant tuberculeuses; on reconnaissait une certaine valeur à la présence des épithéliums alvéolaires; enfin, en indiquant la présence des *fibres élastiques* dans les crachats des phtisiques avérés, Simon, Vogel, Buhlmann, Lebert avaient fourni le signe certain d'une lésion destructive du tissu pulmonaire (1).

Aujourd'hui, il ne s'agit plus de crachats nummulaires, ni d'épithéliums alvéolaires, ni de fibres élastiques. Depuis la découverte de Koch, toute la question se résume en quelques mots: *Étant donné un crachat, contient-il ou ne contient-il pas de bacilles?* Si oui, plus de doute possible : le malade est dûment tuberculeux; si non, on peut être rassuré : ce n'est pas à un phtisique qu'on a affaire. La première de ces deux déductions est admise sans conteste : *La présence du bacille dans les crachats est immédiatement significative.* De toutes les statistiques qui la légitiment, celles de Ziehl (2),

<hr>

(1) Daremberg. — *De l'expectoration dans la pht. pulm.* (Th. Paris, 1870.)
(2) Ziehl. — (*Deutsch. med. Woch.* 1883, n° 8.)

de Detweiler et Meissen (1), de Heron (2), de Dreschfeld (3), de Cochez (4), de Thiery (5) etc, nous n'en citerons qu'une, qui, par le nombre des cas sur lesquels elle porte, suffit à juger la question de fait : sur 2.509 cas de phtisie, la recherche des bacilles a donné à Fergusson (6) 2.417 résultats positifs. M. G. Sée a donc raison de dire que « l'expectoration parasitaire doit être considérée aujourd'hui comme un signe infaillible et pathognomonique de phtisie tuberculeuse. » Mais adopter la seconde proposition dans la forme absolue que nous lui avons donnée, conclure de l'absence du bacille à l'absence de toute lésion tuberculeuse, et attendre, pour se prononcer, que l'agent pathogène fasse son apparition au milieu des produits expectorés, voilà qui expose le médecin à bien des erreurs, et le malade à bien des dangers (7).

En restreignant ainsi la valeur diagnostique de la constatation du bacille dans les crachats, nous n'entendons pas faire allusion aux faits analogues à celui de Déjérine, et dans lesquels, chez des malades constatés tuberculeux à l'autopsie, la bacilloscopie était restée obstinément négative : nous n'avons en vue que l'application de ce moyen au diagnostic de la première période de la phtisie.

(1) DETWEILER et MEISSEN. — (Berliner. Klin. Woch., 1883.)

(2) HERON. (The Lancet, 3 fév. 1883.)

(3) DRESCHFELD. — (Brit. med. journ., 1883.)

(4) COCHEZ. — De la rech. du bac. de la tub. dans les prod. d'expect. (Th. de Paris, 1883.)

(5) THIÉRY. — Progrès médical, 1883 (nov. p. 453.)

(6) FERGUSSON. — Soc. méd. de Massachussets, juin 1883.

(7) Voir les thèses de : SAUVAGE, (Paris, 1883) — MÉLIAN, (Montpellier, 1885) — HUGUENY (Nancy, 1885) ; et les mémoires de MYA (Gaz. degli. ospit., 1883, n° 18.) — TALAMON. (Arch. gén. de méd., 1881, p. 108.) — LANZA (Gaz. delle clinice, 1885, n° 12.) — RICKLIN (Gaz. méd. de Paris, 1883.) — ELLIOT (Philad. med. Times, 0 juillet 1887) etc., etc.

Il est toute une catégorie de malades pour laquelle le jugement par le bacille est frappé d'impuissance, non parce qu'il est mauvais, mais parce qu'il n'est pas applicable : elle comprend tous ceux, et ils sont nombreux, qui pendant des mois ne présentent pour tout symptôme qu'une petite toux sèche, tenace, fatigante, accompagnée ou non d'une détérioration graduelle de la santé. De plus, certains malades ne rejettent pas de crachats, parcequ'ils les avalent : tels les enfants et les aliénés (Georget, Bergonnier). Mais vienne l'expectoration, ou que la phtisie prenne d'emblée la forme catarrhale, la recherche du bacille sera-t-elle plus fructueuse ? En d'autres termes, pour que les crachats caractéristiques se manifestent, est-il ou n'est-il pas indispensable qu'il y ait ramollissement caséeux des tubercules, et communication de l'ulcère avec les bronches ? Les uns, avec M. G. Sée, ne font pas de la *caséification préalable* une condition *nécessaire* de l'expectoration parasitaire; les autres en affirment la nécessité.

Quelques faits de Fraentzel (1), de Dreschfeld (2), de G. Sée (3), de Teissier (4), de Purser (5) paraissent favorables à la première opinion; mais il ne faudrait y voir que des exceptions, et des données tirées de la clinique, de l'histogénèse et de la topographie des tubercules donnent bien plus de poids à la seconde. Déjà, lorsque Kuhn (6), après avoir décrit dans le tubercule cette agglomération de corpuscules

---

(1) FRAENTZEL. — *Deutsch milit. zeitschr.*, 1883, heft 8.

(2) DRESCHFELD. — *Loc. cit.*

(3) G. SÉE. — *Communic. à l'Acad. de méd.*, 4 déc. 1883.

(4) TEISSIER. — *Soc. de méd. de Lyon, in Lyon méd.*, 1884, tom. XLV. p. 516.

(5) PURSER. — *Acad. de méd. irlandaise*, 2 fév. 1883. Cité par COCHEZ.

(6) KUHN. — *Gaz. méd.*, 1837, cité par FOURNET.

irréguliers, jaunâtres, qu'il nommait tissu tubéreux, faisait
de la présence de ce même tissu dans les crachats un signe
de tuberculose, Fournet avait répondu : « Supposons dès à
présent que le diagnostic de la phtisie soit possible par ce
moyen, ce diagnostic ne remonterait pas encore jusqu'à la
première période; il atteindrait tout au plus la seconde,
parce qu'on ne peut supposer que des parcelles de matière
tuberculeuse se trouvent mêlées aux crachats, avant que les
tubercules infiltrés dans les poumons aient au moins commencé d'accomplir leur période de ramollissement (1) ». Telle
est encore la manière de voir de la plupart des cliniciens,
de Lichtheim (2), de West (3), de Pribram (4), de
Debove (5), et nous croyons ne pouvoir mieux résumer
leur opinion et ce chapitre, qu'en citant un passage de la
judicieuse critique que M. Grancher (6) a publiée dans la
Revue de médecine, sur le livre de M. Germain Sée :
« J'accorde à M. G. Sée que la présence des bacilles dans
un crachat est un signe certain et le seul signe certain de
la tuberculose pulmonaire; mais faut-il attendre la présence
de ces bacilles pour diagnostiquer et traiter une tuberculose
pulmonaire? A cela je réponds non ! cent fois non! parce
que *les bacilles n'apparaissent dans les crachats que tardivement, lorsqu'il y a fonte tuberculeuse, c'est-à-dire, au
moins sur un point limité, excavation, cavernule.* Or, les
tubercules évoluent d'ordinaire assez lentement pour que

(1) FOURNET. — *Loc. cit.,* p. 632.
(2) LICHTHEIM. — *Fortschr. der med.* Bd. I. janv. 1883.
(3) WEST. — *The Lancet,* avril 1883.
(4) PRIBRAM (de Prague.) — *Wiener med. Woch.,* 1883.
(5) DEBOVE. — Leçons publiées dans le *Progrès médical.* 1883.
(6) GRANCHER. — *Revue de méd.,* 1883, p. 433.

des mois et même des années s'écoulent entre le moment de leur formation et celui de leur nécrobiose. Pendant cette longue succession de jours, les signes et symptômes s'accusent peu à peu ; le murmure inspiratoire s'altère le premier, puis l'expiration se modifie et à son tour la sonorité, et il arrive un moment où tous les symptômes fonctionnels, où tous les signes classiques dits de la première période sont réunis sous une clavicule; et le malade ne crache pas encore ou crache peu, et ses crachats ne contiennent pas de bacilles! » Le professeur Jaccoud ne s'exprime pas autrement et défendant l'auscultation contre ceux qui, par enthousiasme exagéré, veulent limiter et asservir tout le diagnostic de la phtisie à la recherche du bacille, il écrit dans ses cliniques : « Cette prétention est un véritable danger pour les malades, car ces moyens, que l'on veut reléguer à un plan inférieur, sont les seuls qui permettent de reconnaître la phtisie initiale, dans les cas difficiles dont je vous ai parlé il y a un instant; et cette période prébacillaire peut durer des mois (1) ».

§ 5. Hémoptysie. — Si pour le médecin le bacille est une preuve irrécusable de tuberculose, voici un autre symptôme, l'hémoptysie, le *spectre rouge*, comme l'appelle Pidoux, dont la signification, du moins pour le vulgaire, est tout aussi positive, et bien qu'on ait souvent vu des hémoptysies inoffensives, on oublie, dans l'effroi du moment, les cas où les inquiétudes ont été vaines, pour ne se souvenir que de ceux où la suite les a justifiées (2). Un malade qui crache du sang est voué à une mort prochaine : c'est un dogme de méde-

(1) JACCOUD. — *Cliniques de la Pitié*, 1883-84, p. 330.
(2) GIRET. — *Cont. à l'ét. clinique de l'hémopt. considérée dans ses rapp. avec pth. pulm.* (Th. de Montpellier 1882.)

cine populaire. Cependant, l'hémoptysie n'est qu'un symptôme, et, comme le dit Frédéric Bérard des hémorragies
en général, « Quand un médecin a constaté qu'un individu a
une hémorragie, il ne sait encore rien, à proprement
parler; et, s'il s'arrêtait à ce point, l'homme du peuple le plus
ignorant en saurait presque autant que lui; il ne lui suffit
même pas de déterminer quel est l'organe qui laisse échapper
le sang; mais s'il constate que cette hémorragie dépend
d'un état d'irritation ou même d'inflammation de la muqueuse
pulmonaire, ou d'une fluxion métastatique, comme dans le
cas de suppression des règles, ou de la présence des tubercules, alors seulement il connaît la maladie réelle, alors il
peut établir un traitement rationnel et un pronostic
assuré (1). »

En présence d'une hémoptysie, ce qu'il importe avant tout
d'établir, c'est donc son *certificat d'origine*. Dans la classification pathogénique des hémoptysies, on a multiplié les
divisions (2) : l'hémoptysie peut être essentielle, c'est-à-dire
qu'elle ne relève d'aucune lésion ou maladie antérieure et que
les simples lois de la physiologie ou de la physique suffisent
à l'expliquer. Dans cette grande classe, se rangent les hémoptysies traumatiques, celles qui sont provoquées par une
diminution de la pression atmosphérique, par un effort violent, par l'action du froid (Gintrac), celles enfin qui sont
supplémentaires des règles (Pinel, Brieude, Trousseau), ou
consécutives à la suppression d'un flux hémorroïdaire, d'une
épistaxis, ou à l'omission d'une saignée habituelle (Hoff-

---

(1) BÉRARD. — Tom. II, des *mal. chron.* de DUMAS, p. 124, Paris 1824.
(2) YVERT. — *Pathogénie des hémoptysies*. (Thèse de Paris, 1873.)

mann) (1). Quand l'hémoptysie est symptomatique, elle est,
dans la grande majorité des cas, monnaie de tuberculose;
mais elle peut aussi être liée à une affection non tuberculeuse du poumon ou des voies aériennes, la dilatation des
bronches (2), la pneumonie, le cancer, la gangrène, la laryngite catarrhale par exemple; elle peut se rencontrer dans
l'arthritisme (3) (Huchard), dans la grossesse (4) (Peter), dans
les affections nerveuses (5), comme l'hystérie, la chorée,
l'épilepsie (Carré, Voillez, Trousseau); dans les pays palu-
déens, elle semble pouvoir accompagner les fièvres intermittentes, ou être une manifestation isolée de la malaria, et,
à ce titre, justiciable de la quinine (6) (Milliet, Castan); enfin,
et fréquemment, elle peut dépendre d'une affection du système circulatoire, qu'il s'agisse d'une obstruction artérielle
déterminée par embolie pulmonaire, ou d'une affection
organique du cœur (7), ou d'une altération idiopathique et
spéciale des vaisseaux bronchiques. Encore ne supposons-
nous pas que l'on puisse se méprendre sur la provenance du
sang rejeté; nous admettons que sa couleur noirâtre, son
acidité, son mélange aux aliments, la constatation ordinaire

(1) HOFFMANN. — Cité par PINEL et BRICHETEAU. *Dict. en 60 vol.* art. Hémoptysie.

(2) DEJEAN. — *Contrib. à l'ét. des hémopt. non tub. de la dilat. des bronches.*
(Th. de Paris, 1886.)

(3) HUCHARD. — *Assoc. franç. pour l'av. des Sc.* Congrès de Rouen 1883.

(4) PETER. — *Clinique méd.* Tom. II, voir aussi NUTTE: *des Hémopt. gravidi-
ques.* (Th. de Paris, 1882.)

(5) CARRÉ. — De l'hémoptysie nerveuse (*Arch. gén. de méd.* 1877.) — DROUAULT
(Th. de Paris, 1886.)

(6) MILLIET. — Thèse de Paris, 1815, et CASTAN, *Montpellier médical*, 1867.

(7) Sur les hémoptysies cardiaques voir: VERMULLEN. (Th. de Paris, 1875.) —
LAFLOU (Th. de Montpellier, 1881.) — MOUZON (Th. de Paris, 1885.)

du melæna suffisent à différencier l'hématémèse des hémorragies pulmonaires. Mais, parmi celles-ci, que de chances
d'erreur lorsqu'on veut remonter à la cause qui leur a donné
naissance! On sera souvent d'autant plus embarrassé qu'on
ne trouvera pas toujours dans les phénomènes prodromi-
ques, dans les symptômes qui accompagnent leur production
ou qui lui succèdent, de différences assez tranchées pour
permettre d'asseoir leur diagnostic pathogénique (1). Il faut
dire toutefois que si certains médecins (Trousseau) ont exagéré le nombre de ces hémoptysies non tuberculeuses, beaucoup ne les acceptent que sous bénéfice d'inventaire (Louis,
Pidoux, Watson): « Ces causes, dit avec raison Grisolle,
sont sans contredit suffisantes pour provoquer une hémoptysie, mais presque toutes ont rarement cet effet chez des
sujets bien constitués, de sorte que si le crachement de sang
survient à la suite d'une de ces causes, il n'en faut pas moins
rechercher s'il n'existe déjà une de ces lésions graves dont
l'hémoptysie est le plus souvent le symptôme. » La granulation tuberculeuse engendre trop bien les conditions nécessaires à la production de l'hémorragie; altération morbide
des parois vasculaires et excès de la pression intérieure, pour
que nous n'imitions pas la défiance de Grisolle. Nous dirons
donc, avec Grancher et Hutinel (2), que « *toute hémoptysie
qui ne reconnaît pas pour cause une affection cardiaque,
doit être tenue pour suspecte* » ; nous admettons même que
par des données tirées de sa fréquence, des indications ther-

---

(1) PORTER. — *Erreurs signalées concernant l'hémoptysie* (*Journ. of the
Am. med. Ass.* Chicago. Sept. 1885).

(2) GRANCHER et HUTINEL. — Art. Phtisie, in *Dict. de Dechambre* (2º série,
t. XXIV, p. 715).

mométriques (1), de la recherche du bacille (Hiller, G. Sée, Cochez) (2), par une étude des symptômes généraux et des antécédents héréditaires et pathologiques, par un examen minutieux du thorax, l'on puisse, dans la plupart des cas, reconnaître l'*hémoptysie tuberculeuse*. Mais, de ce que parmi les hémoptysies, la tuberculeuse est de beaucoup la plus commune, on ne saurait conclure à sa valeur symptomatique dans le diagnostic de la phtisie. *Quelle y est sa fréquence? Quel rapport chronologique existe-t-il entre elle et l'altération du poumon?*

Sur le premier point, les statistiques sont à peu près univoques; c'est surtout d'Angleterre qu'elles nous viennent. Cotton, sur 1000 cas d'hôpital, a observé l'hémoptysie 53 fois sur 100; Pollock, sur 1200 cas de même origine, 58 fois sur 100; Williams (3), sur 1000 phtisiques de sa clientèle privée, a vu cracher du sang 569 d'entre eux, soit 57 %; en France, d'après Fonssagrives, l'hémoptysie se serait montrée, à des moments différents, sur un ensemble de 2,700 cas, dans la proportion de 58 %. Comme on le voit, l'hémoptysie manque aux tubercules da : près de la moitié des cas. De plus, il faut tenir compte de ce qu'elle est presque inconnue au-dessous de sept ans (4), et très rare avant quinze.

Sa portée diagnostique est encore bien davantage amoindrie si on considère à quelle époque de l'évolution tubercu-

---

(1) ALLEAU. — *Élévation de température dans certaines hémoptysies.* (Th. de Paris, 1875.)

(2) HILLER. — *Zeitschr. f. Klin. med.* Tom. V, p. 638.

(3) WILLIAMS. — *Pulmonary consumption*, 1870, p. 149.

(4) MANTEL. — *Hémorr. tub. d'origine intra-pulm. chez les enfants au-dessous de 7 ans.* (*Progrés médical*, 1887, n⁰ˢ 48, 49, 50.)

leuse on la voit d'habitude survenir. Qu'elle se produise à la période des cavernes, lorsque se rompent les petits anévrysmes que Rasmussen décrivit le premier en 1868, ou à la période de ramollissement, lorsqu'un tubercule caséifié détruit la paroi de l'artériole qui le porte, rien n'est plus naturel et moins contesté. Mais l'hémoptysie peut-elle être prémonitoire, précéder toute apparition de signes stéthoscopiques, être en somme le premier signe non seulement perçu, mais perceptible, de la phtisie pulmonaire? Nous ne le pensons pas. On a expliqué cette hémoptysie de la période de crudité des tubercules par la congestion qui accompagne leur formation même, par l'afflux sanguin que réclament, dès le début de la néoplasi les éléments qui concourent à sa création (Villemin); c'est là une condition nécessaire, mais elle n'est pas suffisante. Niemeyer y ajoutait une friabilité vasculaire congénitale. On a invoqué, avec plus de raison et de preuves, une infiltration embryonnaire des parois artérielles, pouvant aller jusqu'à l'oblitération du vaisseau lui-même, et ayant alors pour double effet de diminuer localement la résistance des tuniques, et d'augmenter à distance la pression collatérale dans les vaisseaux restés perméables (1). Mais peut-on admettre qu'une congestion parvenue à ce degré, et capable de provoquer une rupture vasculaire, ne se traduise à l'oreille par aucun signe d'auscultation? Que dans certains cas où les signes généraux sont silencieux, où les troubles fonctionnels sont peu accusés, l'hémoptysie soit le premier symptôme qui se manifeste, qu'elle soit dénonciatrice, nous ne le nions pas.

(1) FRAENTZEL. — *Charité-Annalen*, 1875, et SOLOKOWSKI. (*Deutsch. med. Woch.* nos 3 et 5, 1879.)

« Mais, dirons-nous avec Fournet, le plus ordinairement, le malade accusait déjà quelque sentiment de malaise, d'affaiblissement de sa santé, de gêne dans la poitrine, d'oppression vague, de fièvre le soir quand a paru la première hémoptysie. Il est même présumable que le cas de l'hémoptysie survenue au milieu de la santé parfaite, est plus rare qu'on ne le pense, et que la croyance où l'on est généralement à cet égard tient, au moins dans beaucoup de cas, à ce que l'observateur n'interroge pas bien son malade, ou bien à ce que les malades laissent passer inaperçus les premiers symptômes de leur maladie et ne commencent à s'observer que du moment où leur attention a été excitée par une circonstance un peu frappante, telle qu'une hémoptysie (1). »

§. 6. **Epistaxis.** — A côté de l'hémoptysie, et en rapport étroit avec elle, nous citerons maintenant l'épistaxis. Bouffé (2), qui en a tracé dans sa thèse inaugurale une excellente étude, la définit ainsi : « Tout écoulement sanguinolent, apparaissant sans cause connue, spontanément le plus souvent, se répétant fréquemment pendant une période plus ou moins longue, et coulant goutte à goutte par une narine ou par les deux à la fois, écoulement cessant en général de lui-même et ne nécessitant que fort rarement le tamponnement. » Comme l'hémoptysie, les épistaxis peuvent être prémonitoires, concomitantes ou terminales, mais tandis que la première ne s'observe guère que chez les adultes, c'est vers l'âge de 7 à 8 ans que les secondes commencent à se montrer. Chez la femme l'instauration de la menstruation peut marquer leur début. Parfois même il s'établit entre

(1) FOURNET. — *Loc. cit.*, p. 150.
(2) BOUFFÉ. — *Rech. sur l'épistaxis chez les tub.* (Th. de Paris, 1877.)

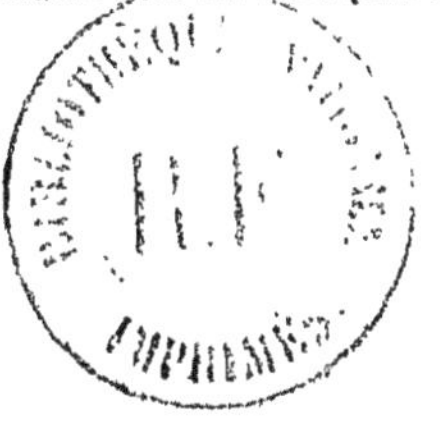

l'hémorragie pulmonaire et l'hémorragie nasale une sorte de balancement : « A l'âge adulte, dit le Dr Génie (1), il n'est point rare de voir disparaître une épistaxis qui s'était montrée avant cette période avec une certaine abondance et une grande fréquence, pour être remplacée par des hémoptysies, et avec elles par tous les phénomènes morbides de la phtisie pulmonaire. » Hoffmann, Esquirol, Rochoux, Trousseau, Peter, G. de Mussy ont noté des faits semblables. Comment expliquer ces épistaxis ? Sont-elles l'expression locale d'une diathèse hémorragique (Leudet) (2) ? Sont-elles dues à une altération du sang qui faciliterait sa transsudation (Herard et Cornil) (3)? Ou bien à des ulcérations des voies aériennes, de nature tuberculeuse (Barth)? Faut-il y voir, avec G. Sée, l'indice d'une débilitation exagérée, ou les considérer avec Peter (4) comme « le fait et l'expression d'une fluxion générale de la muqueuse respiratoire... comme la démonstration des hémorragies paraphymiques? » Ce qu'il faut retenir surtout, c'est que de telles épistaxis sont fréquentes : Bouffé les a rencontrées dans les trois quarts des cas sur 40 observations; dans 10 de celles-ci, elles étaient manifestement prémonitoires. Lors donc qu'elles se produiront avec les caractères que nous leur avons assignés, il faudra penser à la phtisie et examiner la poitrine (5).

Nous voici arrivé au point le plus important de notre tra-

(1) GÉNIE. — *De l'épistaxis*. (Th. de Paris, 1876.)
(2) LEUDET. — *Gazette médicale*, Paris, 1859, p. 814.
(3) MEUNIER. Thèse de Paris, 1877.
(4) PETER. — *Clinique médicale*, tom. II, p. 11.
(5) Voir : FORGUE et BOINET. — Art. Épistaxis in *Dict. de Dechambre*, et MARTINEAU: même art. in *Dict. de Jaccoud*.

vail : nous n'avons fait jusqu'ici que démolir ; il nous reste maintenant à édifier. Nous avons étudié les bacilloses prémonitoires ; mais nous avons vu que l'extension du foyer primitif n'était point fatale, et nous avons établi quelle était la fréquence de la généralisation suivant le siège de la localisation première. Nous avons exposé les caractères de la prédisposition tuberculeuse, mais nous avons reconnu aussi que des soins bien dirigés, une hygiène bien entendue pouvaient parvenir à les modifier et à fortifier contre une invasion possible cet organisme débilité à sa naissance. Nous avons examiné un à un les symptômes généraux sous le couvert desquels la phtisie entre souvent en matière, et nous avons conclu de cette analyse qu'ils ne pouvaient suffire à révéler la nature de l'affection qu'ils annoncent, et que leur rôle se bornait à attirer du côté de la poitrine l'attention du médecin. Enfin, parmi les pages qui précèdent, c'est à l'appréciation des symptômes fonctionnels fournis par l'appareil respiratoire que les dernières sont consacrées. La toux et la dyspnée, avons-nous dit, sont des symptômes trop communs à d'autres affections pulmonaires, et trop peu accusés sont les caractères distinctifs qu'on leur assigne, dans les cas où elles sont de source tuberculeuse, pour qu'on puisse de leur existence seule tirer autre chose que des présomptions. Mais deux signes ont une importance capitale, une signification presque certaine : l'hémoptysie, le bacille. Nous avons admis que la première, à quelques exceptions près, était de nature tuberculeuse, mais nous l'avons considérée plutôt comme le résultat d'une infiltration déjà avancée que comme l'expression d'une germination commençante. De plus, près de la moitié des phtisies ne sont pas hémoptoïques, et cette inconstance du crachement de sang ne peut qu'en diminuer la valeur. Reste le bacille. Que lorsqu'on le découvre dans un crachat, on soit en droit de conclure à la tuberculose, c'est là une conclusion inattaquable ; quand on conserve un doute sur la nature d'une lésion pulmonaire, la recherche fructueuse du bacille lèvera toutes les hésitations ; mais elle sera alors simplement confirmative et non pas dénonciatrice, et là encore nous avons trouvé la séméiologie en défaut. Car il est bien des cas où l'on ne peut demander à l'examen bactérioscopique la solution du problème ; souvent en effet l'expectoration tarde longtemps à se produire ; mais alors même qu'elle accompagne la première toux, est-elle nécessairement bacillaire ? Là-dessus nous avons répondu, avec la majorité des auteurs, et d'après les observations les plus rigoureuses, qu'il ne pouvait y avoir de bacilles dans les crachats que lorsque le ramollissement et l'ulcération des tubercules avaient mis ces bacilles en liberté dans les bronches, et nous en avons déduit que si la découverte d'un bacille dans les produits expectorés impliquait sûrement l'exitsence de la tuberculose, l'absence de ce parasite n'était pas toujours une raison suffisante pour faire rejeter absolument ce diagnostic.

Ainsi donc, de tous les signes que nous avons pesés jusqu'ici, et dont deux au moins sont excellents, aucun cependant n'échappe à quelque reproche d'insuffisance. Tous sont inconstants ; en outre les uns n'ont de valeur que grâce aux soupçons qu'ils font naître ; les autres, qui autoriseraient la certitude, font défaut au moment même où il importe le plus de l'obtenir. C'est dans l'examen de la poitrine que nous allons essayer maintenant de la trouver.

CHAPITRE III

EXAMEN DE LA POITRINE

Une notion domine toute l'étude des signes locaux de la
tuberculose pulmonaire ; elle sert de guide dans leur recherche et c'est sur elle que repose en grande partie la validité de
leur interprétation : c'est la *notion de siège*. Il n'est pas une
affection pulmonaire qui fasse preuve, pour un point déterminé de l'organe, d'une prédilection aussi constante, et, en ce
qui concerne la tuberculose, la localisation des bruits morbides
est si intimement liée à la nature de la lésion, qu'on
pourrait presque s'arrêter là et dire : les signes pathognomoniques de la tuberculose pulmonaire chronique à la période
d'infiltration, sont ceux qui révèlent l'existence d'une induration du sommet du poumon (1).

Ce n'est point là une indication nouvelle ; mais on ne saurait trop y insister. Tous les médecins sont d'accord avec les
anatomo-pathologistes pour affirmer l'ordre qui règne dans
la distribution des lésions tuberculeuses : c'est le sommet du
poumon qui est le lieu d'élection du parasite, c'est là qu'il
s'implante, c'est de là qu'il se propage, c'est là enfin que sont
le plus marquées les traces de son passage lorsqu'il a réussi,
dans son extension progressive, à envahir tout le reste de l'or-

(1) Hanau. — *Zeitschr. für Klinische med.*, 1887.

gane. Cette *fréquence de la localisation tuberculeuse au sommet des poumons* n'avait pas échappé à Laënnec : « Les tubercules s'accumulent au sommet des poumons, dit-il dans son
Traité de l'auscultation, c'est par conséquent là qu'il faut les
chercher. » Louis (1), sur 123 cas, ne trouva que deux exceptions à cette règle. Ce n'est guère d'ailleurs que dans la
phtisie aiguë (Lebert) et chez les tout jeunes enfants (Rilliet
et Barthez), que l'on rencontre une répartition plus égale
des granulations à travers les divers lobes pulmonaires.
Voilà le fait, et cette prédominance presque constante des
tubercules dans les lobes supérieurs est assez curieuse
pour qu'on ait tenté bien souvent de l'expliquer. On peut
incriminer, avec Waldenburg, Freund, Jaccoud, la dis-
tension inspiratoire incomplète des segments supérieurs de la
poitrine, c'est-à-dire l'*inertie fonctionnelle* du territoire pulmonaire correspondant ; et en effet la fixité des côtes supérieures et l'impuissance relative des muscles inspirateurs
rendent compte de la faiblesse respiratoire partielle des sommets pulmonaires. Ainsi donc, renouvellement incomplet de
l'oxygène, hématose imparfaite, telles sont les conditions qui
font que dans le poumon « si pauvre quant à la texture, et si
passif quant à la fonction, le sommet est précisémeut la partie la moins vivante, car elle est la moins fonctionnante (2). »
L'*Hypotrophie constitutionnelle* (Jaccoud), souvent exagérée,
chez les prédisposés par exemple, par des malformations con-
génitales, voilà ce qui crée, pour ces parties, l'opportunité
morbide (3).

(1) Louis. — *Rech. sur la phtisie*, p. 208.
(2) Peter. — *Clinique médicale*. Tome II, p. 169.
(3) Voinot. — *Causes du siège des tub. au sommet du poum. chez l'adulte.*
(Th. Paris, 1873).

Mais nous devons pénétrer plus avant dans cette étude de la localisation pulmonaire des tubercules. Les *sommets* sont leur siège de prédilection; mais *sont-ils tous deux simultanément envahis ?* Ou bien le sont-ils isolément et alors *quel est le plus fréquemment frappé ?* Sur ce dernier point les avis sont partagés : Stark, Morgagni, Andral, Louis, Reynaud (1), croient la tuberculose plus commune à gauche; D'Hôtel (2) y voit une influence marquée des professions sédentaires. Mais les statistiques de Fournet, de Hirtz, sont défavorables à cette opinion : les tuberculeux à droite seraient au contraire plus nombreux, et Lancereaux range dans cette catégorie les phtisiques non héréditaires (3). Pour d'autres cependant, et nos observations personnelles nous font pencher de leur côté, c'est par le sommet gauche que commence habituellement l'invasion parasitaire. On a invoqué, il est vrai, pour justifier la prédominance des lésions à droite certaines dispositions anatomiques : on a dit que la bronche droite, grâce à son calibre plus considérable, à sa brièveté, à sa moindre obliquité, offrait plus de facilités à la pénétration du parasite; mais en même temps qu'elle favorise l'entrée de l'agent pathogène, n'est-elle pas, par cela même, plus largement ouverte au courant d'air inspiré? Le poumon droit ne respire-t-il pas plus puissamment que le poumon gauche? Comment donc pourrait-il être plus tuberculisable, puisque l'inertie fonctionnelle est, de l'aveu de tous, la cause la plus efficacement prédisposante de la tuberculisation ?

(1) Cités par Fournet. — *Loc. cit.*, p. 633.

(2) D'Hôtel. — *De l'influence des prof. sédentaires sur le développ. de la tub. pulm. à gauche.* (Th. Paris, 1879.)

(3) Lancereaux, cité par G. Sée. — *Phtisie bacillaire*, p. 141.

Mais ce qu'il importe de constater, et ce qui reste positivement établi par les observations de tous les auteurs, c'est que le développement de la tuberculisation à un égal degré des deux côtés, et dès lors l'*égalité des symptômes de droite et de gauche, sont une chose fort rare*. Le plus souvent la tuberculisation apparaît plus tôt, se développe plus vite, et acquiert plus d'intensité dans un côté de la poitrine que dans l'autre. Cette disproportion tient-elle à un défaut de simultanéité dans l'attaque ou à l'inégalité de résistance des parties attaquées ? Quoi qu'il en soit, le diagnostic en fait largement son profit. Ne peut-on pas en effet mieux apprécier les altérations pathologiques des bruits normaux, dans un sommet suspect, si le sommet voisin, encore indemne, conserve et permet de retrouver ' ur type physiologique ? Et où cette méthode comparative sera-t-elle le plus aisément applicable, où ses données seront-elles le plus perceptibles, sinon dans cette région de la poitrine où la charpente osseuse est discontinue, la masse musculaire moins épaisse, c'est-à-dire sous les clavicules ? Ce ne sont là sans doute que des règles générales, et nous ne cherchons pas à amoindrir l'utilité d'un examen plus étendu. Plus d'une fois, et selon la topographie des granulations initiales, c'est dans la fosse sus-épineuse qu'on découvrira à leur maximum les bruits morbides qu'elles déterminent. Parfois aussi, lorsqu'on aura des doutes sur la pureté du terme de comparaison sous-claviculaire, c'est dans un autre point de la poitrine qu'on sera obligé de le chercher. Mais, dans la majorité des cas, c'est à gauche, sous la clavicule, qu'on appliquera les divers moyens d'investigation employés dans la recherche de la phtisie commençante. Nous allons voir quels ils sont, et les résultats que l'on en peut obtenir.

§ **1. Spirométrie.** — Nous avons déjà étudié (1) quelle pouvait être, chez le prédisposé, la configuration de la poitrine, et nous avons admis que la capacité thoracique était toujours proportionnelle au volume des poumons. La spirométrie semble donc être le complément indispensable de l'inspection de la poitrine, elle paraît devoir donner la mesure exacte d'une insuffisance respiratoire que la première faisait prévoir. On a voulu lui demander plus encore, et l'on a dit qu'elle pourrait trouver d'utiles applications dans les cas où, par suite d'une affection chronique, la perméabilité pulmonaire serait modifiée : « Où le spiromètre trouve sa véritable application, dit Lasègue, c'est quand il s'agit de redresser un diagnostic menaçant, mais qui repose sur une crainte erronée. Là, il constitue peut-être le plus sûr contrôle, et les cas dans lesquels on peut s'estimer heureux d'y recourir ne sont rien moins que rares (2). » La diminution de la capacité respiratoire vitale est bien en effet une des conséquences de la phtisie pulmonaire, et on conçoit facilement qu'il en soit ainsi lorsqu'une caverne, s'agrandissant chaque jour, supprime de la sorte au poumon une étendue notable de sa surface respiratoire. Le spiromètre pourra, dans ces cas, révéler les progrès du mal, permettre d'en juger les empiètements successifs. Mais au début même de la maladie, est-il réellement applicable? Et peut-on dire avec Hutchinson (3), Waldenburg, Hecht (4),

(1) Page 19 et suiv.
(2) Lasègue. — *De la Spirométrie. (Arch. gén. de méd.,)* 1856.
(3) Hutchinson. — *London med.-chir. transact.* 1846.
(4) Hecht. — Art. *Spirométrie in Dict. de Dechambre,* et thèse de Strasbourg, 1855.

Hirtz (1), Bergeon, Schneevogt (2), qu'il peut faire découvrir la phtisie, tout à fait à son commencement, et avant l'apparition d'aucun autre signe?

Supposons que l'on fasse choix d'un spiromètre, celui de Hutchinson, de Wintrich, de Boudin, de Panum, de Holmgren, peu importe, et que, sans s'arrêter aux difficultés du maniement, le tuberculeux suspect, après une inspiration profonde, renvoie dans l'appareil, par une expiration poussée jusqu'à ses dernières limites, la presque totalité de l'air qu'il vient d'introduire dans ses poumons. La quantité de l'air exriré donne la mesure de la capacité respiratoire; mais à quoi va-t-on la comparer? A la normale? Mais à l'état physiologique la capacité respiratoire vitale varie de 2 litres 1/2 à 4 litres (Gréhant (3) Vierordt); elle se modifie sous l'influence du sexe, de l'âge, de la taille (4), de la circonférence du thorax, du mouvement, de certaines professions. Sans tenir compte, du reste, de ces causes d'erreur, peut-on supposer qu'il suffise de quelques follicules tuberculeux, disséminés dans le sommet d'un poumon, pour que la capacité respiratoire dépasse les limites individuelles entre lesquelles il lui est normalement permis d'osciller? Et quand la diminution serait saisissable, peut-elle indiquer le siège de l'obstacle et sa nature? Se trouve-t-il à la base ou au sommet? Si le poumon respire moins, le

(1) HIRTZ. — *Et. clin. sur quelques points du diagn. de la pht. pulm.* (Th. de Strasbourg, 1830.)

(2) SCHNEEVOGT. — *Ueber den practischen Werth des spirometers.* (Henle's Zeitsch, 1834.)

(3) GRÉHANT. — *Mesure du volume du poumon de l'homme.* (Ann. sc. nat., 1800.)

(4) SCHNEPF — *Influence de l'âge et de la taille sur la cap. vitale du poumon.* (Gaz. méd., 1857.)

doit-il à des adhérences pleurales, à de l'emphysème, à du tubercule, etc.? En résumé, comme on le voit, trop de circonstances influent sur la force inspiratoire pour qu'on puisse partager, à l'égard du spiromètre, l'enthousiasme de Schneevogt, et nous dirons avec G. Sée : « *La spirométrie ne peut donc guère servir au diagnostic; on pourrait plutôt l'utiliser comme indice de l'amélioration ou de l'aggravation de l'état de la poitrine* (1). »

La *pneumatométrie* n'est guère plus en usage, et la découverte de Valentin (2) ne jouit pas de plus de faveur que celle de Hutchinson. Ici, il ne s'agit plus de mesurer la capacité respiratoire; la pneumatométrie apprécie la tension suivant laquelle l'air est inspiré ou expiré; elle fixe le rapport qui existe entre une inspiration profonde et une expiration forcée. Or, à l'état normal, la pression de la seconde est d'un tiers supérieur à celle de la première (Clair) (3). Toute modification à ce rapport implique un état pathologique du poumon. Au début de la tuberculose, la présence des granulations, l'hyperémie paraphymique, provoqueraient une diminution de la force inspiratrice. Mais malgré les deux observations qu'ils rapportent chacun dans leur thèse, et dans lesquelles l'emploi du manomètre révéla une tuberculose commençante, Peringuey (4) et Clair sont les premiers à restreindre l'utilité clinique de cet instrument, et il est trop justement passible des critiques que nous adres-

(1) G. Sée. — *Phtisie bacillaire*, p. 235.

(2) Valentin. — *Lehrbuch der physiologie des Menschen*, 1844.

(3) Clair. — *De la Pneumatométrie et partic. de sa valeur diagnostique dans la tub. au début.* (Th. de Lyon, 1880.)

(4) Peringuey.— *De la Pneumatométrie envisagée comme moyen de diagnostic.* Th. de Bordeaux, 1883).

sions au spiromètre, pour que nous lui accordions plus de confiance qu'à ce dernier.

§ 2. **Températures locales.** — Un des effets de la congestion pérituberculeuse initiale, la diminution de là capacité respiratoire, n'est donc pas appréciable au spiromètre. Mais cette fluxion paraphymique a une autre conséquence : là où elle se produit, il y a apport de chaleur, *ubi fluxus, ibi calor*, et il était naturel de se demander si l'investigation thermométrique portée sur les points correspondants de la paroi thoracique ne pourrait pas révéler cette *fièvre locale*. Ce que Hunter avait fait pour l'hydrocèle (1), Broca pour l'embolie des membres, Bærensprung pour la phlébite, Lépine pour l'hémiplégie, M. Peter le premier le fit pour le poumon tuberculeux, et le 10 septembre 1878, il communiquait à l'Académie de médecine le résultat de ses recherches : « la disparité dans l'hyperthermie locale des sommets thoraciques, disait-il, est un des signes les plus probants que je sache d'une lésion locale. » Or nous avons vu que cette lésion ne pouvait guère être que tuberculeuse. Nous avons aussi posé en principe que si la tuberculisation peut se développer simultanément dans les deux sommets, elle n'y est habituellement symétrique ni par l'étendue de l'altération, ni surtout par l'intensité des symptômes. Si à cela on ajoute, avec M. Peter, que dans des portions similaires de l'organisme, la température doit être égale ou s'élever parallèlement, on comprendra pourquoi c'est quand elle est unilatérale que l'élévation thermométrique

---

(1) GASSOT. — *Temp. locales, leurs variations à l'état path.* (Th. de Paris, 1873.)

a toute sa portée dénonciatrice : sa disparité fait sa valeur (1).

A quelque phase de la tuberculisation pulmonaire que soit
pratiquée l'investigation thermométrique, toujours, d'après
M. Peter, elle révèle une élévation locale de la température ;
mais c'est dès les premiers temps de l'évolution tuberculeuse
qu'il est surtout intéressant de découvrir cette hyperthermie.
Tout en reconnaissant qu'elle est peu accentuée à cette
époque, et que, pour être probante, elle doit au moins
dépasser un demi-degré, M. Peter ne doute pas de son
importance : elle lui donne la certitude lorsque l'auscultation est incertaine ; avec elle il différencie la chlorose vraie
des fausses chloroses tuberculeuses ; distingue une dyspepsie
simple d'une dyspepsie symptômatique, et décide si une
hémoptysie est tuberculeuse ou cardiaque : « C'est un moyen
matériel, facile et précis, dit-il, de diagnostiquer la tuberculisation commençante. »

Nous allons voir si réellement la méthode est précise et
facile. On ne conteste pas, comme l'ont dit Lépine et Brébion (2), qu'un poumon très congestionné puisse laisser
échapper par rayonnement une plus grande quantité de chaleur qu'un poumon non congestionné, et par conséquent
puisse échauffer la paroi thoracique corrrespondante ; on
reconnaît même, sans toutefois croire avec le Dr Vidal (3)
(d'Hyères) qu'il soit possible de dessiner avec le thermomètre le pourtour d'une caverne, que son application, aux

<hr>

(1) PETER. — *Acad. de méd.*, 10 sept. 1878, et *Clinique médicale*, Tome II.
61° leçon.

(2) BRÉBION. — *Contrib. à l'ét. de la temp. de la paroi thoracique chez les
pht.* (*Rev. de méd.*, juillet 1880).

(3) VIDAL. — *Acad. de méd.*, 17 sept. 1878.

périodes avancées de la maladie, pour être démonstrative.
Mais que, dans la période initiale, les écarts thermométri-
ques soient assez nets pour rendre négligeables les causes
d'erreur inséparables de la méthode, voilà ce que beaucoup
de praticiens se refusent à admettre (1).

Le *choix du thermomètre* n'est d'abord pas facile à faire:
M. Peter se sert du centigrade ordinaire à cuvette conoïde;
M. Vidal en a fait construire un spécial à cuvette aplatie;
optera-t-on pour celui de Mortimer-Granville (2) (de Londres),
à cuvette enroulée en spirale, pour celui de Burg, de Voisin
ou de Seguin? Ou bien les repoussera-t-on tous pour employer, comme Redard et d'Arsonval, un appareil thermo-
électrique ? Supposons que l'on choisisse un thermomètre :
c'est plus commode et plus transportable. Il reste maintenant à l'appliquer. Pour le *lieu d'élection*, l'entente est
faite : c'est sous la clavicule, dans le deuxième espace intercostal, à 2 ou 3 centimètres du sternum. Mais comment
maintenir l'instrument ? Car le mercure monte avec lenteur,
et il faut souvent attendre un quart d'heure ou vingt minu-
tes pour qu'il s'arrête. De plus, il faut non seulement immo-
biliser le thermomètre, mais encore exercer sur lui une
certaine pression; il faut, selon le conseil de M. Peter,
« l'enfoncer, pour ainsi dire, dans l'espace, le rapprochant
ainsi le plus possible du poumon. » M. Peter le maintenait
au moyen d'une courroie en toile passée obliquement entre
une aisselle et le côté opposé du cou. Sabatier (3) avait

(1) MELCOP. — *Centrabl. f. die med. Wissen.*, no 44, 1880.
(2) *Soc. de Biologie.* 10 janvier 1880 et 18 juillet 1880.
(3) Cité par SARDA. — *Des températ. morbides locales dans la tub. pulm*
(Th. de Montpellier, 1882).

imaginé une ceinture thoracique; le plus souvent c'est au doigt du médecin ou à celui du malade qu'on a recours. Mais chacune des *méthodes de contention* a un inconvénient. Si on maintient le thermomètre avec la main, on chauffe la cuvette; dans le cas contraire, on la laisse exposée à l'action réfrigérante de l'air extérieur. Pour y remédier, on l'entoure de ouate; mais cette ouate supprime alors l'évaporation cutanée, active la sécrétion de la sueur, et élève ainsi la température des points où elle est appliquée (Hankel, Gubler, Colin) (1).

Ainsi donc, les précautions mêmes prises pour l'exploration thermométrique contribuent à fausser ses résultats; il faut encore, et c'est M. Peter (2) lui-même qui nous l'apprend, « bien prendre garde que l'individu n'ait pas trop chaud, qu'il ne vienne pas de se livrer à quelque effort prolongé, qu'il ne sorte pas d'un bain, etc. ». Il y a plus, et parviendrait-on à éviter toutes ces causes d'erreur, les données thermiques pourraient encore être entachées d'inexactitude, car, d'après Lereboullet (3), les cas sont très rares dans lesquels on n'observe normalement entre les deux sommets aucune différence de température; et cette différence, toujours en faveur du sommet droit, varie entre 0°,3 et 1 degré.

Pour toutes ces raisons, nous ne croyons pas que la thermométrie locale soit utilement applicable à la recherche de la phtisie commençante (4). Elle peut être expressive dans

(1) Colin. — *Acad. de méd.*, 27 janvier 1880,

(2) Peter. — *Clin. med.* Tome II, p. 434.

(3) Lereboullet. — *Gazette hebdomadaire*, 1878 et 1880, et Couty, *ibid.*, 2 août 1878.

(4) Mondon. — *Temp. locales et pht. pulm.* (Th. de Paris, 1884.)

certains cas, lorsque la congestion est intense, lorsque le
tissu qui avoisine les granulations tuberculeuses est unifor-
mément densifié par l'hyperémie. Il peut en être ainsi à la
fin de la première période de la phtisie, et les observations
de Bagneris (1), de Forest (2), de Sarda, paraissent devoir
être rapportées à ce moment de l'évolution tuberculeuse.
Mais depuis combien de temps alors n'avait-on pas constaté
de l'expiration prolongée, de l'inspiration saccadée ou rude!
Chez ceux de nos malades où les recherches thermomé-
triques ont paru fructueuses, l'expectoration muco-purulente
ne tardait pas à se produire, les bacilles à apparaître, les
râles sous-crépitants à éclater. Voilà pourquoi nous pensons
que la thermométrie locale doit, comme tous les signes que
nous avons étudiés jusqu'ici, céder le pas à l'investigation
stéthoscopique.

§ 3. **Palpation.** — Si l'on applique la main à plat sur
le thorax d'un individu sain, et qu'on le fasse parler ou
compter à voix haute, la main appliquée perçoit un frémissement d'intensité variable : c'est l'ondulation partie des
cordes vocales inférieures qui fait vibrer les cerceaux cartilagineux de la trachée et des bronches, se transmet au tissu
pulmonaire et après lui à la paroi thoracique (3). Qu'une
modification survienne dans les tissus interposés entre le
point de départ et le point d'arrivée de l'ondulation, et la
paroi thoracique vibrera moins ou davantage. On sait que
l'intensité des vibrations qui traversent un milieu est d'autant

(1) BAGNERIS. — *Des temp. morbides locales dans les diff. pér. de la pht. pulm.*
(Th. Paris, 1879.)

(2) FOREST. — *Des temp. locales dans la chlorose et l'tub. au début.* (Th.
Paris 1880.)

(3) PETRUCCI. — Thèse de Paris, 1883.

plus grande que ce milieu est plus dense; c'est ainsi que la pneumonie se traduira par une augmentation, et l'emphysème par une diminution dans la force des vibrations thoraciques. Peut-on espérer reconnaître par ce moyen la congestion qui accompagne la germination des tubercules, et la main placée sous les clavicules pourra-t-elle percevoir une augmentation révélatrice du frémissement vocal? Pour Jozan (1), « cette augmentation des vibrations thoraciques est un excellent moyen de diagnostic de la phtisie au début ; jointe aux signes rationnels, elle révèle la présence des tubercules dans le poumon, souvent même avant que la percussion ne révèle de la matité et l'auscultation une altération du murmure vésiculaire appréciable. » Dût-on faire intervenir, comme favorisant la conductibilité, les adhérences que les pleurésies sèches du sommet établissent parfois entre le poumon et la paroi correspondante (2), nous estimons l'opinion de Jozan exagérée et ne pensons pas que l'on puisse attendre de la palpation les résultats qu'il annonce. Il faut du reste se rappeler que les vibrations vocales prédominent, à l'état physiologique, du côté droit : Monneret (3) l'expliquait par le nombre plus considérable des bronches primitives et secondaires destinées au poumon sous-jacent ; en outre, plusieurs causes influent sur leur intensité : l'âge du sujet, son état de maigreur ou d'embonpoint, le timbre de sa voix. Enfin, à supposer que la condensation du sommet pulmonaire soit assez avancée pour provoquer dans la transmission du fré-

_____

(1) JOZAN. — *De l'ét. des vibrations thoraciques appl. à l'ét. des affections de poitrine.* (Th. de Paris, 1870.)

(2) THUVIEN. — *Contrib. à l'ét. des adhérences pleurales.* (Th. de Paris 1881.

(3) MONNERET. — *Revue médico-chirurgicale,* 1818.

missement vocal des modifications perceptibles, il est bon de
ne pas oublier que les données de la palpation sont quelquefois absolument contraires à celles qu'on était en droit d'en
attendre (1). Lés vibrations thoraciques peuvent être atté-
nuées ou abolies alors que le poumon est condensé au maximum; inversement on peut les trouver normales ou même
exagérées malgré l'interposition d'une lame liquide (2). Quelque interprétation qu'on veuille donner de ces faits anor-
maux, leur existence n'est pas contestable, et ils sont assez
fréquents pour que Fournet se soit laissé entraîner à cette
assertion, inexacte sous sa forme absolue : « La vibration vo-
cale est diminuée vis-à-vis les parties du poumon occupées
par l'infiltration tuberculeuse, et sa diminution est en raison
directe du degré de cette infiltration (3). » La possibilité de
cette dérogation aux lois cliniques ne peut que diminuer
encore la valeur diagnostique de la palpation ; elle peut servir à apprécier le volume, l'élasticité et le relief de la poitrine ;
mais là se borne, croyons-nous, son utilité, au début de la
première période de la phtisie.

§ 4. **Percussion.** — Entre le procédé que nous venons
d'examiner et celui dont nous allons entreprendre l'étude,
la transition est toute naturelle ; car le résultat de la percussion ne réside pas uniquement dans une sensation auditive :
la sensation tactile reçue par le doigt qui percute n'est point
une valeur négligeable, et les perceptions de l'un des sens
corrigent ou corroborent celles de l'autre. On appréciera

(1) Pignol. — *Rech. sur quelques signes stéthoscopiques.* (Th. de Paris, 1887.)
(2) Voir les thèses de M⁽ˡˡᵉ⁾ Bourchier. (Paris, 1882) et de M. Chambon, (Paris
1883).
(3) Fournet. — *Loc. cit.,* p. 571.

ainsi le *degré d'élasticité ou de résistance* de la paroi thoracique (1) (Corvisart). De son côté la sensation auditive rendra compte de l'*intensité du son*, entre la matité et le tympanisme; elle notera sa *tonalité aiguë ou grave* et estimera sa durée : il sera bref ou prolongé. Les différences que la percussion présente au début de la phtisie portent donc à la fois sur l'intensité et la tonalité du son pulmonal et sur l'élasticité de la paroi, mais elles sont loin d'être constantes et surtout comparables. Ainsi les modifications de l'intensité consistent soit en une diminution, soit en une exagération du son : la diminution arrive rarement à la matité; c'est le plus souvent de la submatité que l'on constate. L'exagération peut au contraire aller jusqu'au tympanisme, et Andral l'attribuait à de l'emphysème concomitant. En même temps, la tonalité s'élève, le son devient plus aigu (Flint (1), Guencau de Mussy). Tous ces signes peuvent exister isolément dans la première période de la phtisie pulmonaire, mais il est plus fréquent de les rencontrer associés : « Le signe habituel de la phtisie au début fourni par la percussion, dit G. Sée, est le son tympanique sourd avec élévation du ton et perte d'élasticité de la paroi sous le doigt qui percute (3) »

Ces données de la percussion ont été diversement appréciées par les auteurs qui se sont occupés du diagnostic précoce de la phtisie. Monneret les croyait nettes et accusées à toutes les périodes de l'affection; plus affirmatif encore, Ja-

---

(1) MAILLOT. — *Traité pratique de la percussion.* (Paris, 1843) et VOILLEZ. *Étude sur les bruits de percussion thoracique* (*Arch. gén. de méd.*, 1855, p. 26 et 434).

(2) FLINT. — *Essai sur les variations du ton dans la percussion.* (*Rev. méd. chir. de Paris*, 1851.)

(3) G. SÉE. — *Phtisie bacillaire*, p. 253.

guenau (1) écrit dans sa thèse : « Si par impossible nous trou-
vions réunis chez un même malade tous les autres symptômes de la phtisie, alors que l'élasticité et la sonorité seraient restées normales dans toute l'étendue de la poitrine,
nous nous croirions autorisé au moins à regarder la maladie
comme très douteuse, si même nous ne rejetions pas tout à
fait la possibilité de son existence; » et M. Hanot, à qui nous
empruntons cette citation, ne trouve pas exagérée l'opinion
qu'elle exprime.

. Sans dédaigner la percussion, nous nous permettrons de
lui accorder moins de confiance. Bien percuter n'est point
facile; avec l'habitude clinique qu'elle suppose, ainsi que le
fait remarquer Fournet (2), la percussion est un très bon
moyen d'apprécier les changements survenus dans les sommets pulmonaires; mais elle exige au moins autant d'habitude que l'auscultation, quand il s'agit d'en faire l'application
au diagnostic de la première période de la phtisie (3).

La localisation au sommet du poumon des lésions initiales
de la tuberculose réduit, il est vrai, le champ d'exploration
nécessaire : c'est au-dessous où au niveau même de la clavi-
vicule que l'on percutera avec douceur; l'espace interscapulaire (G. Sée), l'aisselle (Laënnec) sont aussi des régions dont
l'examen donnera parfois de précieux résultats; dans les
fosses sus-épineuses au contraire, l'épaisseur des masses musculaires lui enlève toute la netteté désirable. Mais il ne suffit

---

(1) Jaguenau. — *Symptômes et diagn. de la pht. commençante.* (Th. Paris,
1873).
(2) Fournet. — *Loc. cit.* p. 556.
(3) Houzé. — *Subtilités et erreurs de la percussion.* (Clinique, Bruxelles,
28 avril 1887.)

pas de connaître la valeur acoustique de chaque région, et
que de minuties sont nécessaires! La poitrine doit être
dépouillée de tout vêtement (1); le doigt sur lequel on percute doit fortement déprimer les parties molles « de manière,
dit Peter, à le faire toucher presque le poumon. » Il faut percuter à la fois la moindre surface possible, et le plessigraphe
de M. Peter est fait pour répondre à cette indication. La percussion doit encore être tantôt faible, tantôt forte; car faible,
elle ne fait vibrer que les parties superficielles et serait insuf-
fisante pour découvrir les indurations pulmonaires centrales
recouvertes d'une couche plus ou moins épaisse de
poumon sain. Il faut aussi se rappeler que le son est plus
fort à droite qu'à gauche; qu'il est plus élevé quand la
bouche est ouverte que quand elle est close; qu'il varie d'un
individu à l'autre suivant l'âge, le sexe, la conformation de la
poitrine, et suivant qu'on percute pendant l'inspiration ou
l'expiration. Il faudra donc, dans l'examen comparatif des
deux côtés de la poitrine, percuter exactement les points
homologues et réaliser minutieusement, pour chacun d'eux,
les mêmes qualités de l'exploration. Si les deux sommets sont
affectés à un égal degré, il sera parfois difficile de se prononcer; mais alors même que la résonnance sera inégale des
deux côtés, ne pourra-t-on pas se demander si cela tient à une
augmentation de la sonorité de l'un ou à de la submatité de
l'autre (2)? De plus, les différences seront-elles appréciables
lorsque les granulations seront situées à la partie centrale du
sommet et auront provoqué autour d'elles, soit une disten-

(1) *Clinique médicale.* Tome II, p. 308.
(2) HANOT. — *Dict. de méd. et de chir. prat.* Article phtisie, p. 380.

sion emphysémateuse des vésicules superficielles, soit leur respiration supplémentaire ?

C'est pour éviter ces causes d'erreur que Gueneau de Mussy (1) avait appliqué l'*auscultation plessimétrique* à la recherche des tubercules du sommet pendant la période initiale. Que l'on percute en avant sous la clavicule, tandis qu'on ausculte en arrière, au point diamétralement opposé, si sur le trajet des ondes sonores qui traversent la poitrine sont interposés des milieux alternativement durs et mous, rigides et souples, raréfiés et denses, le mouvement ondulatoire sera troublé et le son transmis ainsi modifié. Mais pour bien apprécier ce signe, il faut bien connaître son expression normale. Et en outre sera-t-il réellement bien modifié, lorsqu'à peine quelques granulations disséminées seront répandues sur le chemin des ondes sonores (2) ?

En résumé, nous pensons que les nuances fournies par la percussion sont trop délicates, leur recherche trop difficile, leur interprétation trop obscure, pour qu'elles puissent apporter avec elles un caractère de certitude ; et tout en les considérant comme un auxiliaire précieux de l'auscultation, nous sommes avec Fournet, quand il écrit : « Je crois la percussion beaucoup moins capable que l'auscultation de faire découvrir les traces les plus légères de tuberculisation que nos sens puissent atteindre (3). »

(1) GUENEAU DE MUSSY. — *Union médicale*, 1870, et *France médicale*, 1878. Voir aussi : CAMMAN et CLARKE, in *Journal de méd. et de chir. de New-York*, 1840, analysé par H. ROGER. (*Union médicale*, 1850.)

(2) BLOND. — *De la transsonnance pul., sa valeur diagnostique dans la tub. au début.* (Thèse de Paris, 1887.)

(3) FOURNET. — *Loc. cit.*, p. 557.

§ 5. Auscultation. — 1. Règles générales. — Si
nous ne nous sommes point trompé, si les critiques que nous
avons adressées à chacun des modes d'exploration employés
dans la recherche de la phtisie commençante sont légitimes,
nous avons le droit de croire à la supériorité de l'auscultation, et de dire avec Fournet (1) : « Il existe, entre les signes
locaux recueillis par l'auscultation et ceux que donnent les
autres moyens d'investigation, cette différence, que les
signes recueillis par l'auscultation peuvent exister seuls, et
conserver leur valeur diagnostique tout entière, tandis que,
en général, les signes donnés par la percussion, la palpation
et l'inspection n'ont de valeur comme signes de première
période de phtisie, qu'autant qu'ils se trouvent réunis à ceux
de l'auscultation et sanctionnés par eux. »

Nous nous garderions bien cependant d'exalter les méthodes stéthoscopiques aux dépens des autres procédés d'examen clinique et de négliger les services que ceux-ci peuvent
nous rendre. Nous reconnaissons même que le plus ordinairement, dans la pratique, lorsqu'on est appelé à faire l'examen d'une poitrine suspecte, l'auscultation n'est pas seule à
recueillir de précieux renseignements; l'inspection, la palpation, la percussion concourent bien souvent à la solution du
problème, et les signes fournis par chacune d'elles prennent
aussi leur part au jugement que l'on porte. Mais de ce que
tous ces symptômes se trouvent à un moment donné réunis,
peut-on conclure à la simultanéité de leur apparition? Parmi
eux, ne s'en trouve-t-il pas un qui, par son rang d'ancien-
neté, l'emporte en valeur sur tous les autres, et ne peut-on
dès lors espérer le surprendre lorsqu'il est encore le seul à

____

(1) Fournet. — *Loc. cit.*, p. 720.

traduire la lésion commençante? « Jusqu'à ce qu'on ait adopté, disait Clark (1), un système plus méthodique et plus minutieux de recherches sur l'histoire de la maladie, et tant que, non content de tenir note des symptômes ordinaires de l'affection pulmonaire, on ne s'aidera pas des lumières que peut fournir l'auscultation dans le sens le plus étendu de ce mot, les affections tuberculeuses des poumons pourront difficilement être reconnues, à une période assez rapprochée de leur début, pour qu'on puisse conserver l'espérance d'arrêter leurs progrès. Par suite de la manière superficielle dont on fait ces recherches, la maladie est souvent fort avancée quand on suppose que le malade en est seulement menacé. » On a bien compris, depuis Clark, que là étaient les principales ressources du diagnostic de la phtisie à son début, et c'est surtout de ce côté qu'ont été dirigés les efforts : on a rigoureusement précisé les phénomènes sonores physiologiques de l'appareil respiratoire (Fournet); on a analysé avec une minutie consciencieuse leurs moindres transformations morbides (Jackson, Raciborsky, Voillez, Grancher), et fixé les rapports qui peuvent être établis entre cette symptomatologie délicate et l'altération dont elle révèle l'existence. On a pu craindre un instant que la découverte de Koch ne vînt amoindrir l'importance de l'œuvre de Laënnec, et réduire le diagnostic de la phtisie à un examen microscopique. Mais si, au point de vue de la certitude, le nouveau procédé a une valeur prépondérante, dans l'ordre chronologique l'avantage est resté aux vieilles méthodes (Grancher, Jaccoud), et la recherche du bacille n'a pu parvenir à supprimer le stéthos-

______
(1) CLARK. — *Traité de la consomption pulmonaire*, traduit par LEBAU, 1837.

cope. Mais s'il est possible de remonter, par ce moyen, au diagnostic de la première phase de la phtisie, comment se trouve-t-on conduit à en faire usage? Si l'auscultation permet de déceler quelques follicules tuberculeux dispersés dans le parenchyme pulmonaire, pour quelles raisons se décide-t-on à ausculter?

Là est la difficulté. Plus on perfectionne les moyens de diagnostic, plus on avance dans les recherches anatomiques, et plus on arrive à cette conviction, que la tuberculisation pulmonaire, avant de devenir manifeste, dure parfois des années. On ne voit pas tous les malades surveiller avec soin les premières atteintes de leur santé, et pour si inquiète d'ailleurs que soit l'attention qu'ils apportent à l'analyse de leurs sensations morbides, les réactions qu'éveille la phtisie à son début sont si peu sensibles, qu'on ne peut s'étonner qu'elles restent parfois méconnues. On met sur le compte des rigueurs de la température les bronchites et les rhumes de chaque hiver; sur celui de la chlorose les pâles couleurs et les troubles menstruels des jeunes filles; on prend pour de simples névralgies les hyperesthésies révélatrices; la petite fièvre du soir est si légère qu'elle passe le plus souvent inaperçue; et il faut que la toux soit bien fatigante, la dyspepsie bien profonde, la diarrhée bien tenace, l'amaigrissement bien rapide, pour qu'on se décide à venir chez le médecin lui en demander l'explication. C'est cependant par les symptômes généraux qu'on sera, la plupart du temps, mis sur la voie de la découverte, et si la disproportion qui peut exister entre eux et les symptômes locaux entretient quelquefois une sécurité trompeuse, nous pensons que les cas où il donnent l'alarme l'emportent en nombre sur ceux où ils sont complétement silencieux. En effet, ainsi que le disait Andral, dans un passage que nous avons déjà reproduit, la phtisie « a presque toujours jeté ses racines dans l'économie tout entière avant de se traduire par la lésion locale du poumon. » Et tandis que les troubles fonctionnels en rapport avec le siège de la lésion anatomique sont peu accusés, les symptômes généraux acquièrent au contraire une intensité relative remarquable qu'ils doivent, non point au degré et à l'étendue de l'altération organique, mais à sa nature spéciale, à son caractère morbifique particulier. La première condition du diagnostic que nous recherchons est donc la connaissance exacte des signes généraux qui peuvent se présenter dans la première période de la phtisie, de leurs caractères, de leurs associations diverses, et comparativement la connaissance des mêmes circonstances symptomatiques dans les divers états morbides qui peuvent simuler la phtisie. C'est à cette étude que nous avons consacré la seconde partie de notre travail; mais nous avons vu que les éléments qui la composent étaient à eux seuls incapables d'entraîner la certitude, et qu'on ne pouvait conclure à une affection tuberculeuse si les signes locaux, à la recherche desquels ils conduisent, ne venaient pas justifier les présomptions qu'ils font naître. Des divers modes d'investigation que comporte l'examen de la poitrine, c'est de l'auscultation maintenant dont il nous reste à apprécier les résultats.

Andral (1) est le premier qui ait noté avec soin la plupart des signes stéthoscopiques du début de la phtisie, et ses opi-

---

(1) ANDRAL. — Note à l'*Auscultation médiate* de LAENNEC, Édition de 1837.

nions méritent d'autant plus d'être textuellement reproduites, que depuis lors elles ont été bien peu modifiées : « Premier cas : le bruit respiratoire a conservé toute sa délicatesse, tout son moelleux et toute sa force. Il en est ainsi lorsque les tubercules, bien qu'assez nombreux, sont encore d'un petit volume et séparés les uns des autres par de grands intervalles entre lesquels le tissu pulmonaire a conservé toute sa perméabilité.

« Deuxième cas. — Le bruit respiratoire est devenu beaucoup plus faible du côté où se sont produits les tubercules, soit qu'en même temps le son des parois thoraciques ait pris plus d'obscurité, ce qui est loin d'être rare, soit enfin qu'il soit devenu plus clair, ce qui ne peut avoir lieu que s'il y a coexistence d'emphysème.

« Troisième cas. — Le bruit respiratoire vient à se décomposer en deux bruits. L'un correspond au temps pendant lequel l'air pénètre dans les bronches : c'est le seul bruit qui doive s'entendre dans l'état normal ; il peut encore être assez fort, mais il a perdu de son moelleux et de sa douceur accoutumée ; il peut être aussi devenu très faible, avoir par exemple une intensité deux ou trois fois moindre que le bruit qui de l'autre côté accompagne l'inspiration. Un second bruit suit celui-là, tantôt peu prononcé et perceptible seulement lorsqu'on recommande au malade de respirer profondément, tantôt très fort, ressemblant à une sorte de souffle et masquant presque entièrement le bruit qui le précède. Ce second bruit a lieu pendant le temps de l'expiration... ce bruit d'expiration indique l'existence de tubercules déjà assez volumineux, et qui ont oblitéré plusieurs tuyaux bronchiques. On peut l'entendre soit dans les régions sous-claviculaires, soit dans les fosses sus et sous-épineuses. »

Andral connaissait donc la *respiration faible* et l'inspiration *rude*; Jackson (1), en 1833, signala l'*expiration prolongée*; Raciborski (2), en 1837, l'*inspiration saccadée*; enfin, en 1882, Grancher (3) appela l'attention sur un phénomène stéthoscopique dont on ne s'était guère occupé jusqu'alors : *l'abaissement de tonalité de l'inspiration*. Ce sont là pour la période latente de la tuberculose les seuls signes de quelque valeur.

On y en a, il est vrai, ajouté d'autres, et Laënnec indiquait une *bronchophonie* diffuse comme symptôme d'une phtisie commençante. Mais, pas plus que la submatité, à la précocité de laquelle il croyait, les modifications de la voix n'appartiennent à la période de début, et les granulations tuberculeuses sont alors trop distantes les unes des autres pour donner au tissu pulmonaire cette densité locale, circonscrite, nécessaire à la production de ce bruit morbide.

Que penser des *souffles sous-claviculaires* auxquels les auteurs anglais attachent tant d'importance? On les trouverait, d'après Scott Alison (4), Hope, Kirkes, Cotton, à la partie supérieure du thorax, à gauche et à droite, sous les clavicules; leur siège serait l'artère sous-clavière gauche, le tronc innominé à droite, et l'artère pulmonaire. Herard et Cornil disent les avoir perçus chez un petit nombre de tuberculeux. Faut-il, avec le docteur Palmer, considérer ces bruits comme étant d'ordre physiologique, et attribuer alors leur production à la compression de l'artère, soit par le muscle sous-clavier;

(1) Jackson (de Boston). — *Mém. de la Soc. méd. d'obs.* Tom, I, p. 14.
(2) Raciborski. — *Précis de diagnostic*, 1837.
(3) Grancher. — *Société méd. des hôpitaux*, 1882.
(4) Alison (Scott). — *On pulmonary consumption.* London, 1860.

soit par la première côte dans l'élévation du bras? Sont-ils au contraire pathologiques, et dus à une compression momentanée exercée sur les vaisseaux artériels par les parties indurées du poumon tuberculeux? Ne doit on pas plutôt les considérer, avec G. Sée (1), comme de simples souffles anémiques ?Dans tous les cas, si ces souffles peuvent être rapportés à la tuberculose, on doit reconnaître, avec Hérard et Cornil, qu'ils constituent un signe infidèle et peu digne de la confiance que lui ont accordée les auteurs anglais.

On a dit aussi, et avec plus de raison, que le *retentissement plus marqué des bruits du cœur* sous une clavicule était l'indice d'une induration tuberculeuse du sommet correspondant; il est en effet naturel de concevoir que les conditions nouvelles de conductibilité dans lesquelles se trouvent les poumons, par suite de l'infiltration dont ils sont le siège, ont pour résultat de faciliter la transmission des bruits cardiaques. Mais, à supposer qu'il n'existe aucune cause de battements énergiques (hypertrophie du cœur, palpitations nerveuses), peut-on croire qu'il suffise de quelques follicules épars dans un sommet pour établir, entre leur retentissement normal et leur retentissement pathologique, une différence significative?

Bronchophonie, souffles artériels, propagation des bruits du cœur ne peuvent donc être considérés comme des signes de la récente invasion du parenchyme par la granulation naissante. Chronologiquement, ces bruits pathologiques correspondent à un degré bien plus élevé des altérations anatomiques que les respirations anomales ci-dessus mentionnées.

(1) G. Sée. — *Loc. cit.* p. 196.

Celles-ci ne sont, il est vrai, que des nuances légères, des dégradations souvent peu accusées des bruits respiratoires normaux; mais ne doit-on pas s'attendre à rencontrer des signes d'autant plus délicats qu'on voudra se rapprocher davantage du début de la maladie? Or, il n'est pas douteux que, dans un grand nombre de cas de tuberculisation latente ou prétendue telle, on peut entendre, pendant des années, isolément ou associées, de la respiration faible, de l'expiration prolongée, de l'inspiration saccadée ou rude, et pas autre chose; de sorte que, pendant cette période, le malade n'est pas tuberculeux pour qui méconnaît ces troubles respiratoires. A ceux qui traitent de minuties ces faits d'auscultation attentive et soupçonneuse, M. Peter (1) répond : « Par cela qu'on peut médicalement davantage au début qu'à une autre période de la tuberculisation pulmonaire, il importe d'employer à la recherche des signes de la tuberculisation commençante les finesses, j'ai presque dit les minuties, de l'investigation physique des poumons. » D'ailleurs, comme le fait remarquer Fournet (2), ces signes, qui paraîtront d'une difficulté extrême aux médecins qui n'ont qu'une faible habitude de l'auscultation, sont très sensibles et très distincts pour ceux qui ont acquis, par des exercices très fréquents, une certaine délicatesse dans leurs sens. La perception des respirations anomales, en même temps que l'exactitude de leur interprétation, implique donc la connaissance parfaite des bruits respiratoires physiologiques; et sans vouloir entrer à ce sujet dans tous les détails qui se trouvent exposés dans les traités classiques d'auscultation, nous croyons devoir

---

(1) Peter. — *Clinique médicale*, tom. II, p. 308.
(2) Fournet. — *Loc. cit.*, p. 15.

brièvement rappeler certains principes dont l'observation nous guidera dans la recherche et la compréhension des phénomènes morbides que nous étudierons dans un instant.

Que l'auscultation soit immédiate ou médiate, c'est-à-dire pratiquée avec l'oreille nue ou avec le stéthoscope, elle doit obéir à certaines règles générales dont la mise en pratique rend ses résultats mieux perçus et plus valables. Le malade que l'on ausculte sera dans une position convenable qui variera suivant la région à explorer; celle-ci devra être nue ou recouverte tout au plus d'un linge mince et souple; la pression exercée par l'oreille sur la paroi thoracique sera modérée : trop forte elle nuirait à la perfection de l'ouïe; enfin la respiration du malade devra être régulière et naturelle et ce n'est que sur la demande du médecin qu'il pourra en accélérer le rythme ou en exagérer l'ampleur.

Maintenant, quelle région auscultera-t-on de préférence? Ce n'est pas à dire pour cela qu'il existe dans une poitrine tuberculeuse un seul point qui puisse rester inexploré; mais de même que certaines parties du thorax assourdissent le son par leur épaisseur, de même il en est d'autres qui par leur minceur en favorisent notablement la perceptibilité : telles sont les régions interscapulaire, latérale, sous-claviculaire; et comme à ces considérations tirées de la texture anatomique viennent s'ajouter les raisons fournies par le siège habituel des tubercules, on arrive à conclure que *c'est sous les clavicules que l'auscultation acquerra, de même que les autres modes d'investigation thoracique, son maximum de netteté et de signification.*

Nous disons sous les clavicules, car il est une règle à laquelle il ne faut jamais manquer de se conformer : *auscul-*

ter *comparativement les deux côtés* : « La comparaison seule, disent Barth et Roger, fera distinguer des altérations peu sensibles qui échapperaient sans elle : en nous donnant les régions saines pour type, elle met en relief les plus légères modifications présentées par les points malades(1) . »

Ici, une question importante se présente : les bruits respiratoires sont-ils exactement les mêmes dans les deux côtés de la poitrine ? Si une différence existe, est-elle l'indice d'un état pathologique ? — L'observation directe et comparative des bruits produits avait conduit Fournet à nier l'existence de toute disparité naturelle : « J'ai ausculté, dit-il, dans les salles de chirurgie et de médecine, un très grand nombre d'individus qui présentaient toutes les apparences d'une poitrine parfaitement saine, et j'ai constaté, chez la presque totalité de ces individus, que les bruits de l'inspiration et de l'expiration étaient exactement les mêmes dans les deux côtés de la poitrine (2). » Stokes et Kennedy (3) sont d'avis au contraire que le côté gauche respire plus activement que le droit. Telle n'est pas cependant la croyance générale, et s'il est vrai qu'on admet entre les deux poumons une inégalité d'énergie fonctionnelle, c'est au poumon droit qu'on attribue la suractivité. Sa constitution anatomique, le nombre et le calibre plus considérables des bronches qui lui sont destinées rendent, comme nous l'avons vu, cette opinion vraisemblable, et si nous avons admis qu'il vibrait plus et sonnait mieux, il est logique de penser qu'il respire aussi davantage. Nous ne citerons qu'à titre de curiosité l'explication de

(1) Barth et Roger. — *Traité pratique d'auscultation*, 10ᵉ éd. 1880, p. 24.
(2) Fournet. — *Loc. cit.*, p. 63.
(3) Stokes et Kennedy : cités par Germain Sée. — *Phtisie bacillaire*, p. 180.

Maillot qui attribuait l'exagération du murmure vésiculaire à la congestion hypostatique du poumon sur lequel on a l'habitude de reposer pendant la nuit (1). On aurait tort d'ailleurs d'exagérer l'importance de cette disproportion normale; d'après les recherches de Louis (2), elle ne porterait presque jamais sur l'inspiration : l'exagération du murmure vésiculaire à droite serait surtout sensible dans l'expiration; et encore pourra-t-on souvent reconnaître que les individus chez lesquels elle est le plus manifeste sont ceux précisément, comme le remarquait Fournet, dont les poumons peuvent être à bon droit suspectés.

Il est une autre règle d'auscultation qui facilite singulièrement la recherche des phénomènes stéthoscopiques, et nous avons souvent entendu notre maître, M. le professeur Grancher, en recommander l'observation ; c'est la suivante : *Entendre et analyser toujours séparément les bruits de l'inspiration et de l'expiration.* Laënnec avait confondu sous le nom de bruit respiratoire le murmure que produit l'air à son entrée dans les poumons et celui qu'il produit en sortant. Plus exactement même, cette dénomination qu'il avait créée s'appliquait, soit dans l'état normal, soit dans l'état morbide, au seul bruit de l'inspiration; de telle sorte que non seulement l'un des deux bruits de la respiration était resté inapprécié, mais le rapport naturel entre ces deux bruits et tout ce qui peut se rattacher au trouble de ce rapport comme aux troubles de l'expiration passait aussi inaperçu. Il est facile de penser combien le diagnostic a dû

(1) MAILLOT. — *Auscultation du poumon à l'état normal.* (Bull. de la Soc. Anat.; 1847, p. 108.)

(2) LOUIS. — *Rech. sur la phtisie.* (2ᵉ éd. 1843, p. 531.)

gagner en étendue et en certitude à la rectification de cette erreur, et nous allons voir de quelle précieuse ressource peut être, dans la première période de la phtisie, l'application du dernier principe que nous avons énoncé.

2. RESPIRATION FAIBLE. — « Dans l'état normal, le bruit respiratoire se fait à peu près exclusivement entendre au moment où l'air pénètre dans les vésicules pulmonaires ; celui où il en sort n'est accompagné que d'un bruit beaucoup plus faible et qui même est le plus souvent nul. » De cette note d'Andral à l'Auscultation de Laënnec (1) découle cette double conséquence : 1° que les altérations par augmentation du murmure vésiculaire seront surtout sensibles à l'expiration ; 2° que, dans le cas actuel, au contraire, l'expression de respiration faible ne peut guère s'adresser qu'à l'inspiration seule.

Cette diminution du murmure inspiratoire avait déjà été constatée par Louis : « Si l'on pratiquait, dit-il, l'auscultation chez les malades qui en étaient encore à la première période de la phtisie, le bruit respiratoire ne paraissait pas altéré, du moins le plus souvent ; mais chez quelques-uns, la respiration était faible sous l'une ou sous l'autre des clavicules (2). » Le plus ordinairement, l'intensité n'est pas seule atteinte ; l'expansion vésiculaire est aussi intéressée dans sa durée, et l'inspiration est brève en même temps qu'elle est faible. Enfin, il est naturel de prévoir qu'une telle modification a des degrés divers et que la facilité du diagnostic varie avec ces nuances. Si elles sont fréquentes, elles sont malheureusement presque toujours très légères, et

(1) LAENNEC. — *Auscultation médiate* : Note de la page 71., 1er vol. éd. de 1837.
(2) LOUIS. — *Recherches sur la phtisie*, p. 182.

il est souvent difficile de les estimer. De plus, les différences individuelles que présente l'intensité du murmure respiratoire et les conditions physiologiques qui peuvent en provoquer l'altération, ne laissent pas que de diminuer la valeur
diagnostique de ce signe, et d'en rendre l'interprétation
hésitante. La transmission des bruits vésiculaires n'est-elle
pas, en effet, en rapport avec l'épaisseur des parties molles
qui recouvrent les parois thoraciques? Il faut encore tenir
compte de l'âge, car l'intensité est plus grande chez l'enfant
que chez l'adulte et le vieillard, chez la femme que chez
l'homme. Le murmure de la respiration est aussi d'autant
plus sonore qu'elle est plus rapide (Laënnec), et l'est par conséquent d'autant moins qu'elle est plus lente; l'inhabileté du
malade à respirer pourra donc contribuer à fausser les
résultats de l'auscultation. Enfin, ne suffit-il pas d'une conformation vicieuse de la poitrine, d'un spasme momentané
des muscles inspirateurs, pour provoquer, dans l'énergie
inspiratrice, un affaiblissement normal ou passager que l'on
sera exposé à prendre pour pathologique et durable ?

Hirtz qui avait fort bien remarqué les circonstances
d'erreur dont nous venons de parler, disait « qu'un bruit
respiratoire faible et obscur est une chose favorable et
indique une bonne organisation du poumon (1). » Mais il
ajoutait que pour qu'une telle proposition pût être admissible, il fallait que les bruits respiratoires faibles et obscurs
fussent généralisés à tout le poumon. Si donc ce caractère
de la respiration n'existe que dans le sommet de la poitrine,
il sera l'indice d'un état pathologique. A cela l'on peut

(1) Hirtz. — *Recherches cliniques sur quelques points de diagnostic de la
phtisie.* (Thèse de Strasbourg, 1838.)

encore répondre que la localisation aussi nette d'un bruit morbide aussi délicat n'est pas chose facile à déterminer. Elle implique, entre les données stéthoscopiques des différents étages d'un même côté de la poitrine, une comparaison exposée à bien des erreurs : chacun de ces points offre-t-il en effet les mêmes conditions de conductibilité? L'intensité du murmure vésiculaire n'y présente-t-elle pas à l'état normal des différences dont il faudra tenir compte? C'est ainsi que les bruits inspiratoire et expiratoire, chez des individus sains, sont en général plus prononcés en avant qu'en arrière et vis-à-vis du lobe supérieur que vis-à-vis du lobe inférieur. (Fournet.)

La comparaison pratiquée de chaque côté, en des points homologues, donnera-t-elle de meilleurs résultats? C'est peu probable; car si, dans ce cas, on constate sous une clavicule une diminution de l'intensité respiratoire, pourra-t-on préciser si l'inégalité constatée tient à un ralentissement fonctionnel du côté suspect, ou à une suractivité de même ordre du côté supposé indemne? Et il sera parfois d'autant plus difficile de résoudre cette question que, dans les cas où les tubercules siègent dans les parties centrales d'un sommet pulmonaire, les vésicules superficielles peuvent être le siège d'une respiration supplémentaire qui compense l'inertie fonctionnelle des vésicules atteintes, et masque la faiblesse respiratoire qui se trouve produite à leur niveau.

D'ailleurs, au point de vue pathologique, l'affaiblissement du murmure vésiculaire se rencontre dans une foule de circonstances; l'emphysème, la pleurésie et la pneumonie, l'obstruction des bronches et la bronchite peuvent lui donner naissance. En admettant même qu'il soit limité au sommet, et plus prononcé d'un côté que de l'autre, il ne reste pas longtemps isolé; bientôt des symptômes annonçant un état avancé de la lésion tuberculeuse, des modifications du son et des vibrations viennent lui faire cortège. Qu'elle soit due à ce que les granulations disséminées dans le parenchyme diminuent le nombre des vésicules perméables, ou à ce que les ganglions bronchiques tuberculeux augmentés de volume rétrécissent le diamètre des tuyaux qu'ils entourent (Barth et Roger), *la respiration faible est donc, parmi les respirations anormales, une des plus difficiles à apprécier, une des plus tardives à apparaître, et par cela même qu'elle se rencontre dans une foule d'états pathologiques différents, elle n'a pas une grande valeur séméiologique; ce n'est qu'un symptôme de présomption.*

3. Expiration prolongée. — Nous venons de voir que les deux temps de la respiration ont normalement une intensité inégale; mais ils diffèrent aussi par un autre caractère qu'il est essentiel de bien saisir et dont l'application est en pathologie de la plus haute importance: l'inspiration et l'expiration n'ont point la même durée. La première met à s'effectuer trois fois plus de temps que la seconde, et toute perversion dans ce rapport de 3 à 1 doit peser d'un certain poids dans la détermination du diagnostic. Il ne s'agit ici que de données de l'auscultation; il n'est pas indifférent de le bien préciser. La seconde étant prise pour unité de temps, cela revient à dire que l'oreille qui ausculte entendra pendant trois secondes le murmure produit par l'air qui rentre, et pendant une seconde seulement le murmure produit par l'air qui sort. On ne doit pas en conclure cependant que la poitrine met à expulser l'air trois fois moins de temps qu'à le humer; la

simple inspection permet de s'assurer qu'il ne faut pas au thorax pour se dilater plus de temps qu'il ne lui en faut pour revenir sur lui-même. Si donc le bruit fait par l'air qu'on expire dure moins longtemps que le bruit fait par l'air inspiré, cela signifie que l'expiration est silencieuse pendant une partie du temps qu'elle met à s'accomplir. Et si le bruit expiratoire devient, dans certains cas, appréciable pendant tout le temps que s'effectue la rétraction thoracique, si sa durée atteint ou dépasse même celle du murmure de l'inspiration, ce phénomène anormal ne pourra évidemment s'expliquer que par une augmentation dans l'intensité du bruit lui-même, ou par un changement survenu dans les conditions de conductibilité des milieux interposés entre le lieu où il se produit et l'oreille qui le perçoit. Or, sous l'influence de l'irritation produite par les granulations tuberculeuses, « la diminution de contractilité des cellules, l'interruption du passage de l'air et l'augmentation de la conductibilité du son combinent leur influence pour rendre l'expiration plus rude, plus prolongée, plus appréciable. » (Thompson) (1)

Andral avait signalé le premier l'existence du bruit d'expiration à la première période de la phtisie ; mais c'était son intensité seule qu'il avait en vue lorsqu'il écrivait (2) : « En même temps que la présence d'un certain nombre de tubercules en un point du poumon diminue en ce lieu l'intensité du bruit d'expansion pulmonaire, un autre phénomène peut se produire : c'est un bruit plus fort que de coutume pendant le temps de l'expiration. Celle-ci, qui ordinairement ne donne

---

(1) Thompson. — *De l'expiration prolongée* (*Arch. gén. de méd.*, 1850, p. 467 extrait du *London med. chir. transactions*, 1850.)

(2) Andral. — *Clinique médicale.* (3ᵉ éd. t. IV, p. 69, 1834-35.)

lieu à aucun bruit, s'accompagne alors d'un souffle beaucoup plus prononcé que celui qui coïncide avec le mouvement d'inspiration. » Ainsi donc, c'est sur l'intensité du bruit que portent d'abord les modifications morbides : l'expiration est forte, râpeuse; plus tard, elle deviendra soufflante. Mais avant d'en arriver là, elle présente souvent un caractère qui avait échappé à Andral et que Jackson eut le mérite de mettre en lumière : elle se prolonge; sa durée s'accroît peu à peu ; normalement inférieure des deux tiers à celle de l'inspiration, elle l'atteint, la dépasse, si bien que le rapport physiologique finit parfois par être interverti : l'expiration devient, dans certains cas, deux, trois fois plus longue que l'inspiration elle-même.

Encore une fois, ce n'est pas le changement absolu survenu dans la durée de l'expiration que l'on doit considérer. De plus, si la prolongation porte sur les deux temps, il n'y a aucune conséquence à en tirer : cela a lieu dans la respiration puérile. C'est le changement apporté dans le rapport proportionnel des deux mouvements respiratoires qui est seul en cause. Lorsqu'il atteint les degrés accentués que nous avons signalés, il est facile à reconnaître; mais il passe, pour y parvenir, par les phases successives d'une augmentation graduelle, et lorsqu'il n'est qu'à ses débuts, il n'est pas étonnant qu'on puisse le méconnaître. Il faut aussi se rappeler qu'en dehors de toute condition pathologique l'expiration peut, chez certains individus, être prolongée au sommet droit de la poitrine; ce fait, que les recherches de Louis ont mis hors de doute, est important à signaler : il empêchera de prendre un phénomène naturel pour le signe d'une maladie.

Néammoins, l'expiration prolongée est un bon signe de

tuberculisation commençante. Corvan (1), Fournet (2), qui l'ont bien étudiée, pensent que le chiffre qui exprime le degré d'augmentation de l'expiration, représente en général assez bien le degré de l'altération anatomique, et que l'élévation successive de ce chiffre est l'expression assez exacte de l'aggravation successive de cette altération. Sur 288 malades qu'il a examinés, Thompson dit avoir trouvé l'expiration prolongée comme seul signe physique prédominant, et, après l'avoir constatée, dit ne pas se rappeler qu'elle ait disparu. Barth et Roger ne cherchent pas à amoindrir l'importance diagnostique de ce signe, et voici quelles sont leurs conclusions touchant sa valeur séméiotique : « On peut dire que l'expiration prolongée est l'indice de deux maladies seulement, l'emphysème pulmonaire ou les tubercules à la période de crudité; et comme ce phénomène, quand il dépend de l'emphysème du poumon, coïncide avec d'autres signes stéthoscopiques, il en résulte que, s'il existe seul, et s'il a un caractère de rudesse, il devra faire soupçonner une phthisie pulmonaire au premier degré; il en sera l'indice presque certain s'il est perçu d'une manière évidente au sommet de la poitrine seulement et du côté gauche. Dans certains cas, l'expiration prolongée est le premier ou le seul signe physique de la tuberculisation, et elle offre alors une précieuse ressource pour la diagnose (3). » Nous nous garderions bien de nous inscrire en faux contre un témoignage aussi autorisé; mais la dernière phrase demande un correctif, et c'est le professeur G. Sée qui nous le fournira :

(1) Corvan. — London medical Gaz., t. XVIII, p. 332.
(2) Fournet. — Loc. cit. p. 33 et 111.
(3) Barth et Roger. — Loc. cit., p. 89.

« *Les conditions mécaniques sont telles qu'il faut, pour la production de l'expiration prolongée et rude, une lésion ou plus étendue ou plus profonde, qui rétrécisse le calibre des bronches, que pour le développement des troubles inspiratoires; c'est pourquoi l'expiration longue et dure se rapporte à une période plus avancée, et présente par conséquent une valeur moindre que les inspirations affaiblies, ou rudes ou saccadées* (1). »

4. Inspiration saccadée. Les altérations du rythme respiratoire sont peut-être de toutes les anomalies du murmure vésiculaire celles que nous connaissons le mieux. A l'état normal, le caractère propre du bruit de l'inspiration est un souffle léger; il est pur, sans mélange d'aucun bruit accessoire; il est, de plus, successif dans sa durée; c'est un murmure moelleux, à courant facile, sans arrêts ni soubresauts, et il est impossible à l'oreille de discerner le déplissement alvéolaire qui est le dernier terme de cet acte intime. Que dans ce bruit continu et doux une interruption vienne à se produire, qu'à la place d'une expansion uniforme l'inspiration procure à l'oreille la sensation d'une certaine difficulté dans l'ampliation pulmonaire, et une telle modification ne pourra qu'être aisément saisissable. Aussi n'est-il pas surprenant que l'inspiration saccadée soit parmi les respirations anomales une des mieux et des plus anciennement connues.

Peut-être Fournet l'avait-il entendue; il signale le caractère difficile du bruit inspiratoire, mais sans préciser davantage. La première description en fut donnée par Raciborsky; il l'avait étudiée dans le service de Bouillaud et voici en quels

(1) G. Sée. — *Phtisie bacillaire*, p. 103.

termes il annonce sa découverte : « Nous avons entendu quelquefois une sorte de respiration saccadée; le premier bruit se divisait en deux bruits d'une force inégale, comme si l'air n'entrait dans les vésicules pulmonaires qu'après avoir vaincu quelque résistance. Cette variété de respiration s'entend souvent chez les malades atteints de tubercules pulmonaires disséminés (1); » et, appréciant plus tard la valeur diagnostique de ce nouveau signe, il ajoutait : « Comme tous les autres bruits respiratoires, ce signe est loin d'avoir pour moi une valeur absolue en diagnostic; mais accompagné d'autres signes et raisonné, il m'a permis plus d'une fois de diagnostiquer les tubercules pulmonaires chez des malades où d'autres ne voyaient encore rien de grave, tandis que la marche ultérieure de la maladie me donnait complètement raison. » Enfin il en donnait l'explication suivante : pour lui, l'inspiration saccadée était due à un spasme des extrémités bronchiques consécutif à l'irritation des filets nerveux par les granulations tuberculeuses.

On a, depuis Raciborsky, quelque peu modifié ses opinions sur le mécanisme de la production des saccades respiratoires : Alison les attribuait à l'épaississement des ramifications bronchiques, et à l'adhérence de leurs parois; il est plus probable qu'elles sont engendrées, comme le pensent Andry, Peter, Herard et Cornil, par un défaut de synchronisme dans l'expansion vésiculaire des différentes parties du poumon. Par le fait même de la présence des granulations, le poumon est devenu à la fois plus dense, moins souple, moins élastique; il en résulte que les parties saines se déplis-

______

(1) Raciborsky. — *Précis de diagnostic*, 1837, p. 730, et *Moniteur des hôpitaux*, 1838, p. 713.

sent les premières, les parties envahies par les granulations
se déplissant ensuite, de telle sorte que l'on a « au lieu d'une
inspiration unique, une inspiration en deux temps ou en
trois temps, ou même une série de saccades inspiratrices qui
rend la respiration comme ondulante (1). » (Peter.)

Ainsi donc l'inspiration saccadée est une altération du
rythme respiratoire : l'expansion vésiculaire est entre-
coupée; elle se fait en plusieurs temps séparés par un petit
silence, si bien que chaque inspiration se trouve décomposée
en plusieurs inspirations successives, très courtes, très rapprochées (2). Cette perturbation porte généralement sur
l'inspiration seule qui se fait en deux ou trois reprises;
quelquefois l'expiration seule est saccadée; plus rarement les
deux temps de la respiration le sont à la fois. Les saccades
peuvent du reste coïncider avec le caractère moelleux normal
de l'inspiration, soit avec un certain degré de sécheresse et
de rudesse, ou bien au contraire avec un murmure très
affaibli. Il est, dans la recherche de ce signe, un détail
important à retenir : c'est que, pour le bien percevoir, le
malade doit respirer avec modération; une inspiration trop
énergique le fait presque toujours disparaître. C'est principalement en avant, sous les clavicules, qu'on le trouvera
localisé; rarement, il existe à la fois des deux côtés. Bourgade
le croit plus fréquent à droite; d'après Thompson, il prédo-
minerait du côté gauche. Enfin on peut l'entendre dans

---

(1) PETER. — *Clinique médicale*, tom. II, p. 200.

(2) Parfois, il n'y a pas d'interruption, à proprement parler, du murmure
inspiratoire, mais un simple renforcement : c'est là un degré atténué de la respiration saccadée. Les Anglais qui ont comparé ce renforcement à un mouvement de vague l'appellent « *wavy inspiration*. »

toute la hauteur du poumon, ou bien seulement dans les
parties inférieures, lorsque les sommets sont occupés par
des signes plus avancés de l'altération tuberculeuse.

La valeur diagnostique de l'inspiration saccadée a été diversement appréciée. Andry (1), Pollock (2), Zehetmeyer (3),
Walshe, Pidoux la signalent comme très utile dans le diagnostic de la tuberculose commençante. Herard et Cornil
l'ont constatée chez plus de la moitié des poitrinaires. Pour
Peter surtout, elle est le symptôme le plus important du début de la phtisie : « Cette respiration saccadée, dit-il, qui est
le premier résultat physique nécessaire de la présence des
granulations dans le poumon, est ainsi, cliniquement, le premier indice dénonciateur de leur présence (4) » Les observations d'Imbert-Gourbeyre (5), de Bourgade (6), de Bozonet (7) viennent à l'appui de cette manière de voir. Par
malheur les causes de la respiration saccadée sont variables.

Elle est exceptionnelle chez les enfants (Roger) (8). De
plus, s'il est vrai qu'elle est le plus souvent engendrée par
la tuberculose, il faut bien reconnaître qu'elle peut aussi se
produire dans les cas d'adhérences pleurales (Colin, J. Ar-

(1) ANDRY. — *Manuel de percussion et d'auscultation*, 1841.

(2) POLLOCK. — *The elements of prognose in consumption*, 1865.

(3) ZEHETMEYER. — *Lehrbuch der Percussion und Auscultation*. Lemberg, 1854.

(4) PETER. — *Loc. cit.*, p. 809.

(4) IMBERT-GOURBEYRE. — *Note sur la resp. saccadée et continue considérée comme signe de la phtisie commençante.* (Moniteur des hôp., 1855, p. 680.)

(6) BOURGADE. — *Rech. pour servir au diagnostic du premier degré de la phtisie. De la resp. saccadée.* (Arch. gén. de méd., 1858, p. 631.)

(7) BOZONET. — *De la resp. saccadée : de sa valeur comme sympt. de la tub. commençante.* (Thèse de Paris, 1870.)

(8) ROGER. — *Soc. méd. des hôp.*, 1861.

noult) ; il convient encore de signaler les saccades provoquées par les spasmes, la maladresse des mouvements de respiration, chez les enfants surtout, et en général toutes les causes qui viennent gêner la facile ampliation du thorax, telles que la pleurodynie, les fractures de côtes, la chorée (Roger), l'hystérie. Mais c'est surtout Potain qui a adressé à la respiration saccadée la plus dangereuse critique : pour lui, l'influence du cœur suffit à engendrer cette anomalie du rythme : « Après avoir étudié attentivement à ce point de vue, dit-il, tous les cas de bruit respiratoire saccadé que je pus rencontrer, je ne tardai pas à me convaincre que dans tous, ou du moins presque tous, les saccades respiratoires ont le même mécanisme, c'est-à-dire sont occasionnées par la secousse que le cœur imprime au poumon voisin (1) »; telle est aussi l'opinion de Lereboullet (2). Le professeur Grasset (3) (de Montpellier) a également constaté que les saccades de l'inspiration et les systoles du cœur sont synchrones; mais, pour lui, cette inspiration saccadée rythmique du cœur est un signe plutôt pulmonaire que cardiaque; c'est un indice de faiblesse respiratoire, cette faiblesse étant le plus souvent, mais non point fatalement, occasionnée par l'infiltration tuberculeuse.

Voilà donc, dans l'interprétation de l'inspiration saccadée, bien des causes d'erreur. En admettant même qu'on parvienne à les écarter, il n'en resterait pas moins établi que, *dans l'ordre chronologique, les saccades respiratoires ne sont*

(1) POTAIN. — *De la respiration saccadée.* (*Revue mensuelle*, 1877, p. 81.)
(2) LEREBOULLET. — *Soc. méd. des hôp.*, juin 1870.
(3) GRASSET. — *De la respiration saccadée rythmique du cœur.* (*Ass. fr. pour l'Av. des Sciences. Congrès de Toulouse.* Août 1887, in *Semaine méd.*, n° 30.)

qu'un symptôme tardif de phtisie commençante. Bozonet,
Bourgadé avouent eux-mêmes qu'elles durent parfois peu de
temps, constatées le matin, et le soir introuvables, *qu'elles
sont passagères, inconstantes, et ne tardent pas à disparaître
pour faire place à l'expiration prolongée d'abord, puis aux
craquements secs et humides.* Elles sont donc bien moins
précoces que l'inspiration rude par laquelle nous allons terminer cette étude critique des respirations anomalés.

5. INSPIRATION RUDE ET BASSE. — Lorsqu'on parcourt les
observations consacrées à la recherche des premiers signes
de la tuberculose pulmonaire, on rencontre à chaque pas les
expressions de respiration faible, d'expiration prolongée,
d'inspiration saccadée. Rarement il est question d'inspiration
rude. On dirait que l'oreille, qui conserve aisément l'impression de l'intensité, de la durée, de l'uniformité normales du
murmure vésiculaire, est impuissante à retenir une de ses
qualités essentielles, un de ses caractères le plus nettement
tranchés : la douceur, le moelleux, l'expansion libre et facile.
Si la rudesse est mentionnée, c'est le plus souvent à titre de
symptôme accessoire et concomitant; on note que l'expiration
était râpeuse en même temps qu'elle se prolongeait; que
l'inspiration était râpeuse aussi en même temps qu'elle était
coupée de saccades; mais on paraît s'être peu préoccupé de
préciser, entre ces modalités respiratoires, l'ordre dans lequel
elles apparaissent, et il semble que dans cette classification
chronologique toutes puissent aspirer au premier rang. M. Grancher a comblé cette lacune, et dans un mémoire (1), basé sur
des observations dont le nombre n'a cessé de s'accroître et

---

(1) GRANCHER. — *De la valeur des resp. anomales dans le diagnostic du début
de la pht. pulm. com.* (Soc. méd. des hôp., 1882.)

auxquelles nous apportons le modeste appoint de nos recherches personnelles, notre maître est venu réclamer pour l'inspiration rude la place qui lui convient dans le diagnostic précoce de la phtisie.

« Le souffle léger qui constitue le bruit inspiratoire, disait Fournet, laisse à l'oreille qui l'écoute une sensation de doux, de moelleux, d'expansion libre et facile à laquelle il est important de s'accoutumer, l'altération de ce caractère étant un signe précieux dans plusieurs circonstances (1) »; et ailleurs, décrivant le caractère dur, il ajoutait : « Celui-ci laisse à l'oreille une impression désagréable; c'est quelque chose de difficile, de rude, de gêné, qui laisse l'idée d'un obstacle au mouvement, d'un tissu dense et peu flexible, d'une surface inégale. » En effet, la rudesse inspiratoire est toujours en rapport avec la gêne fonctionnelle de l'organe au voisinage duquel elle se fait entendre. Elle se produit quand la membrane muqueuse des bronches est rendue moins lisse et moins polie par un état de sécheresse ou par des dépôts muqueux à sa surface libre, ou bien quand le poumon a perdu de sa souplesse et de sa légèreté, soit par l'épaississement de ses vésicules, soit par l'induration ou la compression de son parenchyme, soit enfin par des productions morbides disséminées dans son tissu (Barth et Roger) (2). Ce sont là des conditions réalisées par les granulations tuberculeuses : elles provoquent autour d'elles, dans le système alvéolaire et bronchique, un mouvement fluxionnaire qui diminue le calibre des bronchioles, augmente la densité du poumon, et suffit par conséquent à engendrer la rudesse inspiratoire.

(1) FOURNET. — *Loc. cit.*, p. 11 et 82.
(2) BARTH et ROGER. — *Loc. cit.*, p. 92.

Cette anomalie du murmure vésiculaire présente, sur les autres respirations anomales, ce grand avantage qu'elle est presque toujours liée à un état morbide de l'organe où elle se rencontre. On peut volontairement, ou bien inconsciemment, par maladresse, accélérer sa respiration ou la ralentir, accroître ou abréger sa durée, exagérer ou diminuer son intensité; mais il ne dépend pas du malade qu'elle soit alternativement rude et moelleuse. Plus que toute autre modification respiratoire, la rudesse est donc un caractère permanent.

On lui a reproché, il est vrai, de n'être qu'une nuance difficilement appréciable; on a dit aussi qu'elle pouvait quelquefois se rencontrer normalement aux deux sommets ; qu'elle existait toujours au sommet droit à l'état physiologique; on a enfin prétendu que la congestion qu'elle révèle pouvait inscrire à son étiologie tant de causes diverses qu'il était impossible, d'après ce seul signe, d'en fixer la nature, et de faire ainsi de la rudesse inspiratoire le symptôme révélateur et pathognomonique de la tuberculisation commençante. M. Grancher a réfuté toutes ces objections : il est d'abord évident qu'on surprendra d'autant mieux la rudesse de l'inspiration qu'on se sera davantage exercé à en étudier, sur les poitrines saines, la facilité et la douceur normales. Cette éducation préalable de l'oreille n'est-elle pas, du reste, la base de toute l'auscultation ? La recherche de l'inspiration rude sera d'ailleurs singulièrement facilitée par la mise en pratique de la règle que nous avons formulée : dédoubler l'étude du bruit respiratoire; porter d'abord toute son attention sur l'inspiration seule, en faisant abstraction du bruit d'expiration. Des principes d'auscultation que nous avons empruntés à la pratique de notre maître ce n'est point là, du

resté, le seul qui soit applicable, et le signe que l'on recherche aura encore bien moins de chances de passer inaperçu,
si l'on ausculte comparativement les deux côtés de la poitrine, si l'oreille est alternativement appliquée sous chaque
clavicule, en des points homologues, uniquement attentive
aux modalités seules de l'inspiration.

Constate-t-on de la rudesse à chaque sommet? Elle peut se
rapporter à leur fonctionnement normal, ce qui est rare; elle
peut aussi indiquer qu'ils sont tous deux le siège d'une lésion
également avancée : or, nous savons que le processus tuberculeux y marche rarement de conserve. Existe-t-elle seulement du côté droit? La bronche correspondante, grâce à sa
longueur, à son calibre, à sa situation sur un plan plus rap-
proché de la paroi thoracique, peut jouer un certain rôle
dans sa production. De plus, si l'on admet que du même
côté l'inspiration a normalement plus de force, moins de
souplesse qu'à gauche, on sera obligé de convenir que la rudesse inspiratoire est, sous la clavicule droite, moins significative que dans le poumon voisin. Ce sont là précisément
les conclusions de M. Grancher : il fait de *l'unilatéralité de
l'inspiration rude une des conditions de sa valeur.*

Sans doute, l'inspiration rude n'est pas un signe absolument pathognomonique; elle indique simplement une congestion légère du poumon et des dernières ramifications
bronchiques, et il faut toujours tenir compte, dans la crainte
de faire fausse route, des conditions qui, en dehors des
tubercules, peuvent déterminer une pareille altération.
C'est ainsi qu'on pourra, comme le fait remarquer Voillez (1),

(1) Voillez. — *A propos de la communication de M. Grancher sur le tympanisme sous-claviculaire.* (Soc. méd. des hôp., 1882, p. 91.)

au sommet d'un poumon refoulé par un épanchement, percevoir, en outre du son tympanique, une respiration faible ou forte avec un certain caractère de rudesse. Mais, toutes réserves faites sur la nature de cette pleurésie, il suffira d'attendre la résorption du liquide ; et tandis que, en l'absence de tubercules, les signes du sommet finiront par s'atténuer et disparaître, on les verra au contraire persister et aller en s'aggravant s'il y a tuberculose pulmonaire. S'il s'agit d'une pleurésie sèche du sommet, le problème est encore plus simple, car, dans l'immense majorité des cas, la pleurésie sèche du sommet est l'indice d'une tuberculose pulmonaire sous-jacente.

On a dit aussi que des tumeurs intra-thoraciques, comme les anévrysmes de l'aorte, ou intra-pulmonaires, comme les adénopathies trachéo-bronchiques et le cancer, pouvaient, en refoulant le poumon, faire croire à une lésion du sommet. Mais, sans entrer dans les détails du diagnostic différentiel, l'examen du cœur et des vaisseaux, la délimitation exacte de la matité, ne permettront-ils pas de reconnaître les premières ? Et, quant aux secondes, hormi les cas où il existe entre elles et la tuberculose une relation de cause à effet, la recherche des zones ganglionnaires, les caractères de la toux, de la voix, et du bruit inspiratoire, le cornage, les accès paroxystiques de dyspnée, pourront-ils laisser longtemps subsister l'hésitation ? Enfin, le cancer n'a-t-il pas, à côté de la tuberculose, une matité plus considérable, une dyspnée et des douleurs plus vives, une respiration plus éteinte, une expectoration plus rare, les ganglions caractéristiques de l'aisselle, et, dans les premiers temps au moins, l'absence de fièvre ?

Certaines maladies autres que la tuberculose se localisent parfois au sommet, et il semble qu'alors le problème doive être plus difficile : l'inspiration rude peut exister dans l'emphysème ainsi limité, et Louis dit avoir reconnu plusieurs fois un simple emphysème chez des malades qui lui étaient adressés comme phtisiques; elle peut aussi se rencontrer dans la dilatation des bronches (Barth). Mais combien une semblable localisation de ces deux lésions pulmonaires est exceptionnelle, eu égard à la prédilection si constante du tubercule! Enfin, s'il est vrai que, en dehors de la tuberculose, des poussées congestives limitées au sommet ont été notées à la fin de la rougeole (Voillez), dans la fièvre typhoïde (Brouardel), dans l'hystérie, de pareilles hyperémies ne doivent-elles pas toujours y être tenues pour suspectes ? Un mouvement fluxionnaire ainsi localisé ne se produit-il pas le plus souvent sous l'influence d'une poussée tuberculeuse ? « *Si on retrouve, dit Grancher, l'inspiration rude dans plusieurs explorations successives, et si elle persiste ainsi pendant des semaines ou des mois, que peut-elle signifier ? Une bronchite chronique ou une congestion pulmonaire localisée au sommet. De là à la tuberculose, il n'y a que la distance de l'effet à la cause ; et, de fait, lorsque ces deux conditions de localisation et de fixité sont réalisées, le diagnostic de tuberculose s'impose à l'esprit* (1). »

Un autre caractère vient encore ajouter à la signification pathologique de l'inspiration rude : c'est l'*abaissement de tonalité*. C'est en 1869 que M. Prat (2) eut l'idée de fixer d'une manière précise à quels sons musicaux correspondaient les

(1) GRANCHER. — *Loc. cit.*
(2) PRAT. — *Physiologie de l'audition.* (*Gaz. méd.*, 1869.)

bruits respiratoires normaux, et voici la conclusion qu'il tirait de ses recherches : « Les deux sons d'inspiration et d'expiration, pendant le repos glottique, sont à un intervalle de seconde l'un de l'autre; c'est pour l'inspiration le *ré* de la troisième corde à vide du violon, et l'*ut* au-dessous pour l'expiration. » Mais M. Prat s'était peu occupé de savoir si les lois qu'il avait émises pouvaient être de quelque utilité à la clinique, et il ne songea point à déterminer les changements que les diverses lésions pulmonaires pouvaient leur faire subir. C'est sur ce dernier point que portèrent les études de M. Grancher.

Il avait remarqué que, chez les personnes bien portantes, l'inspiration donne toujours la même note musicale, tandis que, pour des raisons difficiles à préciser, mais indépendamment de tout état pathologique, le timbre de l'expiration présente, d'un point à un autre et suivant les personnes, des différences assez considérables. Il en résulte que les changements de tonalité du bruit respiratoire n'auront de signification qu'autant qu'ils porteront sur l'inspiration seule. Eh bien! c'est surtout dans la tuberculose que se rencontre cet abaissement de tonalité. L'inspiration qui, normalement, donne le *ré*, quelquefois même, chez des individus à poitrine large, le *mi* (Dr Gros, d'Alger) (1), devient grave au point de donner la même note que l'expiration, c'est-à-dire le *do*.

L'auscultation comparative permet de saisir facilement cette différence : « Il n'est nullement besoin, dit M. Grancher, d'une oreille musicale pour percevoir cette sensation; souvent

(1) Cité par Saliège. — *Diagnostic du début de la tub. pulm. com.: observations sur l'abaissement de tonalité de l'inspiration.* (Th. de Montpellier, juillet 1883.)

même, elle est d'une perception plus facile que la rudesse proprement dite. » Rudesse et tonalité basse vont d'ailleurs le plus souvent ensemble, et les mêmes conditions font la valeur de chacune d'elles. Comme l'inspiration rude, *l'inspiration basse doit être unilatérale, localisée, permanente.* Lorsqu'elle réunit ces qualités, elle est un indice presque certain de tuberculisation commençante, et le Dr Saliège a publié dans sa thèse l'histoire de sept malades chez lesquels il porta, d'après l'abaissement de la tonalité inspiratoire, un diagnostic dont les suites vérifièrent la justesse.

CONCLUSIONS

Arrivé au terme de cette longue étude, nous pouvons résumer en quelques mots ce que nous savons sur le diagnostic précoce de la phtisie. Nous nous sommes proposé de démontrer que, parmi les diverses méthodes d'investigation dont il utilise les résultats, une seule, l'auscultation, pouvait lui donner la certitude. Mais, limitée à l'appréciation des données stéthoscopiques, notre tâche eût été incomplète : « Il ne suffit pas, disions-nous en commençant, de savoir apprécier à leur juste valeur les respirations anormales; encore faut-il connaître les conditions dans lesquelles on peut être amené à les constater. » Eh bien ! à quels signes reconnaît-on le tuberculeux ? Quand et pourquoi ausculte-t-on ?

On peut être tuberculeux par droit de naissance. Hérédité de graine, ou hérédité de terrain, peu importe. Que l'on soit, en naissant, tuberculeux accompli ou simple candidat à la tuberculose, il n'en est pas moins vrai que l'on possède alors une manière d'être spéciale, un habitus particulier qui excitent la méfiance : le prédisposé est de ceux qu'on ausculte.

Mais la tuberculose pulmonaire, tout en étant la plus fréquente et la plus dangereuse des localisations bacillaires, n'est pas nécessairement primordiale, et l'on pourra quelquefois rencontrer, dans d'autres appareils, tandis que le poumon sera encore indemne, le bacille lui-même, ou des traces de son passage. L'éveil une fois donné, l'éventualité de la généralisation sera toujours présente à l'esprit, et ici encore l'auscultation sera fréquemment pratiquée.

On auscultera enfin les malades qui offriront certains symptômes généraux, troubles gastro-intestinaux ou chloro-anémiques, à l'abri desquels la tuberculose pulmonaire dissimule souvent ses débuts insidieux; et ceux surtout vers la poitrine desquels l'attention sera de prime abord attirée par des symptômes fonctionnels, comme la toux, la dyspnée, l'hémoptysie.

Mais de tous ces signes qui font soupçonner la tuberculose, aucun n'est pathognomonique; le prédisposé ne devient pas toujours tuberculeux; les tuberculoses extra-pulmonaires peuvent rester accident local et guérir. Enfin si un individu pâlit et maigrit, s'il digère mal et vomit, s'il tousse et suffoque, voire même s'il crache du sang, cela suffit-il pour affirmer qu'il est tuberculeux? On a de fortes raisons pour suspecter l'état de ses poumons, et on l'ausculte. Mais, si l'auscultation ne donne point de résultats, le doute subsiste toujours, et on en est réduit, pour se prononcer, à attendre un examen plus fructueux.

Mais quelles sont donc ces données stéthoscopiques qui entraînent la certitude? Eh bien! nous l'avons dit, ce sont de simples modifications du murmure vésiculaire; nuances légères, il est vrai, mais que l'on arrive aisément à percevoir avec un peu de méthode et d'attention : « L'une quelconque des respirations anomales, dit le professeur Grancher, la respiration rude, la respiration saccadée, la respiration faible, suffit-elle, quand elle est isolée, pour le diagnostic de la tuberculose? A cette question, je n'hésite pas, pour ma part, à répondre : oui, le plus souvent, et, dans certaines conditions déterminées, les respirations anomales suffisent pour ce diagnostic. » Ainsi donc, toutes les respirations anomales sont bonnes; mais après les avoir comparées entre elles, nous sommes arrivé à reconnaître que l'inspiration rude et basse avait sur les autres l'avantage d'être plus durable, plus significative, mieux perceptible et surtout plus précoce : elle est donc pour nous le véritable indice dénonciateur de la tuberculose. On a dit que la découverte du bacille autorisait seule l'affirmation. Sans doute, lorsqu'on le rencontre, on peut dire qu'on a sous les yeux la lésion elle-même; mais nous avons vu qu'il n'apparaissait dans les crachats que lorsqu'il y avait caséification, cavernule; et que de temps perdu alors si l'on attend de l'avoir trouvé pour instituer un traitement dont la puissance est si intimement liée à la précocité! *Si l'inspiration rude et basse ne peut autoriser l'affirmation, on nous accordera bien, tout au moins, qu'elle suffit amplement à légitimer l'intervention thérapeutique :* telle est la conclusion pratique à laquelle nous tenons.

Les observations qui suivent ont la prétention d'en établir le bien-fondé : ce sont nos pièces justificatives. Elles ont été choisies parmi toutes celles, bien plus nombreuses, que nous avons recueillies dans le service du professeur Grancher, pendant notre externat à l'Hôpital des Enfants. Les malades dont elles rapportent l'histoire n'ont point séjourné dans les salles; ils se présentaient à la consultation gratuite, et il n'a pas tenu qu'à nous de les suivre et de les revoir. Quelques-uns ne sont point revenus et notre diagnostic attend encore sa preuve par le bacille. Mais si l'on a quelques doutes sur la complaisance de notre oreille, qu'on veuille bien nous permettre d'ajouter qu'il n'en est aucun, parmi les résultats que nous avançons, qui n'ait été confirmé par notre maître, M. le professeur Grancher, ou par son chef de clinique, M. le Dr Queyrat. Le souci de la vérité et la reconnaissance nous faisaient un devoir d'inscrire ces deux noms en tête de nos observations personnelles.

OBSERVATIONS

Observation I. — *Tuberculose pulmonaire — début à forme d'embarras gastrique fébrile — expectoration bacillaire sept mois après la constatation de l'inspiration rude et basse.*

Arsène D... 12 ans, entré à l'Hôpital des Enfants malades, salle Saint-Thomas n° 28, le 18 novembre 1887.

Antécédents héréditaires. — Le père et la mère sont bien portants, et l'on ne trouve de leur côté aucune trace de tuberculose. Le malade est l'aîné de leurs quatre enfants ; les trois autres, un garçon de 10 ans, et deux filles de 5 et 2 ans, ont une bonne santé habituelle.

Antécédents personnels. — Arsène D... est né à terme ; il fut élevé au biberon dans un village de la Sarthe ; sevré à 3 ans, il commença à marcher à 13 mois. A cinq ans, il eut sa première maladie, une fièvre muqueuse qui dura de 6 à 8 semaines, et dont la convalescence fort longue, aboutit cependant à un retour complet à la santé. Depuis lors, il n'a eu que des indispositions passagères et de courte durée ; point de bronchites, point de rhumes, point de toux.

Maladie actuelle. — Il y a deux mois, dans la nuit, ayant couru tout le jour et dîné, le soir, de fort bon appétit, il se plaignit de douleurs abdominales et finit par vomir. Le lendemain, il vomit une fois encore et eut de la diarrhée ; la fièvre s'était déclarée, et cela dura ainsi pendant quinze jours, excepté les vomissements qui s'arrêtèrent vers la fin de la première semaine. L'enfant s'était promptement rétabli et allait à l'école lorsque, le 1er novembre, les mêmes symptômes, quoique atténués, ont reparu pendant quelques jours : nausées, mais sans vomissements, douleurs de ventre, fièvre légère. Mais contrairement à ce qui avait eu lieu après la première atteinte, l'appétit, cette fois, n'est point revenu ? l'enfant mange peu, maigrit visiblement, et c'est pour cette inappétence prolongée, pour cet amaigrissement progressif qu'il vient à l'hôpital.

Il est assez grand (1m 40) et assez bien constitué pour son âge, toutefois, son thorax est un peu long, légèrement évasé à sa base, aminci et proéminent en avant. Le sternum est creusé dans le sens vertical d'une dépression assez profonde occupant toute sa longueur. De plus, si l'on prend alternativement entre les deux mains les deux moitiés de la poitrine, on a la sensation très nette que le diamètre antéro-postérieur du côté gauche est inférieur au diamètre correspondant du côté droit : la mensuration corrobore cette donnée de la palpation, et sur un périmètre total de 68 centimètres, 33 seulement reviennent au côté gauche.

Comme symptômes fonctionnels de l'appareil respiratoire, il n'existe qu'une petite *toux* peu fréquente, peu fatigante, sans expectoration.

L'examen physique donne les résultats suivants :

La *palpation* et la *percussion* pratiquées comparativement sur les deux côtés de la poitrine ne fournissent que des *nuances incertaines*.

A *l'auscultation*, on entend sous la clavicule gauche une *inspiration* nettement *râpeuse*, et *à tonalité basse*. La rudesse existe aussi sous la clavicule droite, mais bien moins accentuée qu'à gauche. Dans les fosses sus-épineuses, les mêmes caractères se retrouvent, mais à peine marqués. La respiration est normale dans le reste des poumons.

La température locale prise dans le 1er espace intercostal, en des points symétriques, à 4 centimètres du bord correspondant du sternum, ne traduit pas de différences : à gauche et à droite = 36°, 2. La température rectale est de 37, 2 le 16 novembre au soir, et de 37 le 17 novembre au matin.

L'estomac est légèrement dilaté. Rien au cœur.

Appétit faible ; mais digestions faciles ; pas de diarrhée.

On diagnostique : tuberculose pulmonaire commençante bilatérale, mais plus avancée du côté gauche, et lorsque, le 20 novembre, le malade, se trouvant bien, demande à sortir, on lui recommande de continuer le traitement qui avait été mis en vigueur à l'hôpital — huile de foie de morue ; badigeonnages de teinture d'iode sur les sommets de la poitrine ; vin de quinquina, en y ajoutant une alimentation réparatrice et la vie au grand air.

Nous avons revu, le *4 juin 1888*, le petit malade, et voici ce que nous dit sa mère et quels ont été les résultats de notre nouvel examen. Les gastralgies reviennent quelquefois, mais sans vomissements ; l'appétit se maintient assez bien ; ni constipation, ni diarrhée ; l'amaigrissement n'a pas fait de progrès sensibles, aussi, en présence de cet état général satisfaisant, toute thérapeutique a-t-elle été suspendue.

Mais du côté de la poitrine, les signes se sont accentués. Les lésions, qui semblent avoir marché plus vite du côté droit, y déterminent, sous la clavicule, une légère submatité, une inspiration rude et soufflante, à la fin de laquelle éclatent parfois quelques *râles cavernuleux*. Sous la clavicule gauche l'inspiration est toujours très rude, saccadée ; l'expiration est prolongée.

Enfin la *toux* qui, il y a sept mois, était sèche, est devenue *grasse* ; l'*expectoration* de nulle qu'elle était est actuellement *muco-purulente*. L'examen d'un crachat fait le 6 juin a permis d'y constater la présence de *bacilles* tuberculeux assez rares, mais extrêmement nets.

OBSERVATION II. — *Tuberculose pulmonaire — hérédité — toux et hémoptysie précoces — inspiration rude et basse — expectoration bacillaire. —*

Louise D... 13 ans, examinée pour la première fois à la consultation de l'Hôpital des Enfants malades le 7 mars 1887.

Antécédents héréditaires. — Père mort à 53 ans d'un cancer de l'intestin ; mais pas de tuberculose de ce côté.

La mère, qui a 36 ans, est blanchisseuse et met sur le compte de son métier les rhumes auxquels elle est sujette tous les hivers. Elle avoue cependant se sentir fatiguée, faible, et constate qu'elle maigrit ; l'on trouve d'ailleurs au sommet de son poumon gauche une inspiration sous-claviculaire râpeuse et basse. De son côté, l'hérédité tuberculeuse est flagrante : sa mère mourut à 33 ans poitrinaire ; son père à 31 ans de pneumonie; elle n'a eu qu'un frère qui mourut à 19 ans phtisique; deux tantes, sœurs de sa mère, moururent à 33 et 34 ans de tuberculose pulmonaire; enfin sa grand'mère était morte à 48 ans de phtisie avérée. Des quatre enfants qu'elle a eus, deux sont morts de méningite tuberculeuse, l'un à 3 ans, l'autre à 16 mois; il lui en reste deux : un petit garçon de 9 ans, faible, scrofuleux, qui vient de faire, pour ses ganglions, un séjour de deux mois à l'hôpital de Berck, et une fille de 13 ans qui est la malade.

Antécédents personnels. — Celle-ci est née à terme; sa mère l'a nourrie jusqu'à deux ans, d'un peu de lait donné au biberon, et de beaucoup de soupe; aussi la diarrhée fut-elle continuelle, la dentition retardée jusqu'à 14 mois; à 19 seulement l'enfant commençait à marcher. De plus, elle a toujours toussé; « elle est née en toussant », dit sa mère. Comme maladies antérieures, elle eut deux fois la rougeole, à 15 mois et à 4 ans, et, entre les deux, la coqueluche. A partir de 4 ans, l'enfant grandit et se fortifia ; bien que toussant toujours, sa santé paraissait bonne, son appétit était suffisant, ses digestions faciles. Cet état satisfaisant fut troublé pour la première fois dans l'hiver de 1886-1887. La toux habituelle était revenue, mais avec une recrudescence très appréciable, lorsque vers le milieu de février 1887, elle s'accompagna d'hémoptysie. Celle-ci fut, il est vrai, très légère, l'expectoration, jusqu'alors presque nulle, devint, pendant quatre ou cinq jours plus abondante et complètement rutilante; quinze jours après, au commencement de mars, elle reprit les mêmes caractères, et l'enfant vint alors à la consultation de l'hôpital.

État actuel. (7 mars 1887). — Louise D... a un aspect tout particulier de tristesse; elle parle peu, dit sa mère, pleure quelquefois sans motif, et ne s'amuse pas volontiers avec les fillettes de son âge. Elle est pâle; ses muqueuses sont décolorées; l'oreille gauche est parfois le siège d'un écoulement séro-sanguinolent. Le squelette est peu développé et présente quelques traces de rachitisme : les tibias sont légèrement incurvés, les épiphyses radio-cubitales encore augmentées de volume ; le thorax est très évasé à sa base, et le sternum creusé à son extrémité xyphoïdienne, d'une dépression allongée et profonde. Les muscles et la graisse sont cependant dans un assez bon état de conservation, et on n'a point noté d'amaigrissement très sensible. L'appétit est satisfaisant ; les digestions s'effectuent normalement ; les selles sont naturelles.

Rien au cœur.

La toux, l'hiver excepté, est peu fréquente ; dans tous les cas, l'expectoration est simplement spumeuse ; le plus souvent, elle fait absolument défaut.

A l'examen de la poitrine on constate :

Par la *palpation*, une *très légère augmentation des vibrations* vocales sous la clavicule gauche. Du même côté, on détermine *par la pression*, en avant dans le deuxième espace intercostal, en arrière, dans la fosse sus-épineuse, une *légère douleur* que l'on ne retrouve pas à droite.

Du même côté et dans les mêmes points, la *percussion* permet de constater une *submatité circonscrite*.

Enfin, si l'on ausculte le sommet gauche, on trouve qu'il est le siège, en avant, d'une *inspiration rude et basse*, suivie d'expiration prolongée ; dans la fosse sus-épineuse correspondante, la rudesse inspiratoire est moins appréciable qu'en avant ; mais l'expiration prolongée s'y retrouve dans toute sa netteté.

Au sommet droit, on n'entend que de l'inspiration rude.

La température locale des sommets donne : $\begin{cases} \text{à droite} = 36{,}8 \\ \text{à gauche} = 37{,}2 \end{cases}$

Le 11 juin 1887, la malade revient à la consultation ; l'état général ne s'est point modifié ; mais deux nouveaux signes importants viennent d'apparaître ; à l'inspiration rude et basse constatée trois mois avant au sommet gauche, s'ajoutent maintenant de nombreux *râles sous-crépitants*. Enfin, et surtout, l'expectoration n'est plus simplement spumeuse ; quelques flocons de pus nagent dans les crachats, et le microscope révèle leur richesse en *bacilles*.

Un an après, le 4 juin 1888, nous avons revu Louise D... Nous ne constatons ni amélioration, ni aggravation. Un séjour à la campagne, après un séjour à l'hôpital où un eczéma l'a retenue deux mois, et l'exécution rigoureuse du traitement institué, paraissent avoir raffermi sa santé.

Elle a bien toussé tout l'hiver ; elle se plaint de palpitations au moindre exercice ; elle est quelquefois constipée ; elle a toujours des bacilles dans ses crachats. Mais elle n'a rien perdu de son appétit; elle n'a point maigri; et localement, elle n'a pas, à gauche, autre chose que l'inspiration rude et les râles sous-crépitants de l'an passé.

OBSERVATION III. — *Tuberculose pulmonaire — inspiration rude et basse — six mois après, expectoration bacillaire.*

Lucie V..., 10 ans, est venue pour la première fois à la consultation de l'Hôpital des Enfants en décembre 1886, demandant un traitement pour une petite toux qui reparaît obstinément tous les hivers.

Antécédents héréditaires. — Père mort à 39 ans de tuberculose pulmonaire. Mère anémique et nerveuse, mais de bonne santé habituelle; fille de syphilitique et syphilitique elle-même, elle a fait cinq fausses couches et n'a pu mener à terme que deux enfants; l'un, un garçon qui a maintenant 21 ans, est de faible constitution et sujet à des bronchites continuelles; et l'autre, une fillette de 10 ans dont nous rapportons l'histoire.

Antécédents personnels. — Lucie V... est née à terme, à Paris, où elle a été nourrie au sein, par sa mère, jusqu'à 26 mois.

Sauf un peu de toux au moment de la dentition, et une diarrhée à laquelle elle a toujours été sujette, elle ne fut point malade avant cinq ans. A cet âge elle eut une bronchite, toussa pendant trois mois, et depuis lors la toux revient périodiquement, cessant au commencement de la belle saison pour reparaître l'hiver suivant. En décembre 1884, elle contracta une rougeole qui récidiva en avril 1885. Sous l'influence de la broncho-pneumonie rubéolique, la toux éprouva une recrudescence passagère; mais pendant l'hiver de 1886 elle fut plus forte que d'habitude et la petite malade vint, en décembre, à la consultation.

État actuel. — Lucie V... est une petite fille peu développée pour son âge; ses os et ses muscles sont grêles; aucune trace de rachitisme. Blonde, avec de grands yeux bleus, elle est un peu pâle, mais très éveillée, très gaie, très intelligente. Elle mange peu et digère mal; sa diarrhée habituelle alterne avec de la constipation; mais elle ne se plaint de rien, et sa petite toux, sèche, peu fréquente, préoccupe sa mère encore plus qu'elle ne la fatigue elle-même.

La poitrine est un peu étroite et allongée. La percussion et la palpation sont absolument négatives.

Mais à l'*auscultation*, on entend, sous la clavicule gauche, une *inspiration très rude, à tonalité basse*, en même temps que de l'expiration prolongée ; — sous la clavicule droite l'inspiration est rude aussi, mais bien moins qu'à gauche ; de même la prolongation de l'expiration est moins nette que dans le poumon voisin. En arrière, mêmes signes, mais moins accentués. Le traitement prescrit consista en toniques et ferrugineux ; localement, révulsion par la teinture d'iode : mais la toux ayant paru se calmer, et les premières cuillerées d'huile de foie de morue ayant fait renaître l'appétit, on s'empressa de l'interrompre.

Aussi lorsque, au mois de *juin* 1887, nous revîmes la petite malade, son état s'était sensiblement aggravé : l'appétit avait encore diminué ; la constipation était opiniâtre ; le soir, on notait un léger mouvement fébrile.

Enfin, comme les autres années, l'été n'avait point arrêté la toux ; elle avait persisté depuis l'hiver ; de sèche elle était devenue grasse ; et, le matin surtout, elle se terminait par l'expulsion de quelques crachats épais et verdâtres. Il fut facile d'y constater la présence de nombreux *bacilles*.

L'examen de la poitrine permettait d'ailleurs de reconnaître les progrès de la lésion pulmonaire : la palpation ne donnait encore que des résultats douteux ; mais à la percussion, on trouvait sous la clavicule gauche une submatité très distincte ; à l'auscultation, on constatait encore, comme six mois avant, l'inspiration rude et basse et l'expiration prolongée ; mais il s'y ajoutait maintenant des râles sous-crépitants humides.

A partir de cette époque, le traitement a été rigoureusement exécuté : huile de foie de morue à doses croissantes ; hémopulvine ; quinquina ; fer ; alimentation généreuse : viandes crues et saignantes ; cresson ; localement, révulsion énergique : deux fois par semaine, badigeonnages de teinture d'iode au sommet de la poitrine.

Nous avons quelquefois revu, dans le courant de l'année présente, notre jeune malade, et nous avons pu assister, malgré quelques accidents, à l'amélioration graduelle de sa lésion. Elle a eu en avril 1888 une coqueluche qui a duré six semaines ; actuellement elle rend encore des anneaux d'un tœnia incomplètement expulsé en février. Aussi l'état général laisse-t-il encore à désirer : l'appétit est faible ; l'alimentation difficile et capricieuse ; la constipation fréquente. Mais la malade ne maigrit point ; la toux, après une recrudescence momentanée à la suite de la coqueluche, s'est de nouveau calmée : l'expectoration a presque cessé. Enfin, à notre dernier examen, le 4 *juin* 1888, nous n'avons plus retrouvé sous la clavicule gauche les râles sous-crépitants ; il n'y reste plus que de l'inspiration très rude et basse.

Observation IV. — *Tuberculose pulmonaire — inspiration rude et basse précédant de deux mois l'expectoration bacillaire.*

Adrienne C... 9 ans, examinée le 2 mai 1887.

Antécédents héréditaires. Le père, qui a 57 ans, est de constitution robuste : ses parents sont morts à un âge avancé, mais un de ses frères est mort à 26 ans de phtisie pulmonaire.

La mère a une bonne santé ; mais elle a perdu une sœur de 18 ans phtisique, et son père, mort à 28 ans du choléra, était de constitution délicate et toussait continuellement. De huit enfants qu'elle a eus, trois seulement lui restent : la malade et deux autres filles bien portantes, l'une de 16 ans, l'autre de 6. Les cinq autres sont morts, de 7 à 11 mois, d'une maladie semblable, dénommée par le médecin de la famille : congestion au cerveau.

Antécédents personnels. Née à terme, nourrie au sein, par sa mère, à Paris, jusqu'à 14 mois ; marché à 9 mois ; la dentition est venue en son temps et sans accidents. Comme maladies antérieures, on ne relève que la coqueluche à 11 mois, et la rougeole à huit ans. A la suite de cette dernière maladie, Adrienne C... fit preuve d'une perversion singulière de l'appétit, éprouvant une aversion prononcée pour les aliments, surtout la viande, et un goût exagéré pour les choses aigres, les fruits verts, etc. Malgré cette abstinence volontaire, on ne constata cependant pas d'amaigrissement notable; mais le caractère de l'enfant se modifiait : gaie d'habitude, elle devenait taciturne, apathique. Le 12 mars 1887 cette somnolence accoutumée s'accrut encore; le soir, la malade eut de la fièvre et dormit mal, se plaignant de la tête et du ventre. Le lendemain, sous l'influence d'une légère dose de quinine prescrite, une amélioration se produisit ; mais depuis, tous les soirs, la fièvre reparut ; le sommeil des nuits fut agité; la peau, le matin au réveil, se couvrait de sueur ; en même temps une petite toux sèche, quinteuse, sans expectoration, s'était déclarée. L'appétit n'avait point diminué; les digestions s'effectuaient facilement; et cependant l'enfant maigrissait à vue d'œil. Le 2 mai on l'amenait à la consultation.

Examen le 2 mai 1887. — Adrienne C... est assez bien développée pour son âge, et malgré l'amaigrissement des derniers jours, le volume des os, la grosseur des muscles, et la conservation du tissu adipeux dénotent un état satisfaisant de la nutrition générale. On ne trouve ni traces de rachitisme, ni déformation bien accentuée du thorax. Pour une taille de 1 mètre 17, les mensurations de la poitrine donnent les chiffres suivants :

Le périmètre thoracique, au niveau du quatrième espace intercostal, est de 54 centimètres.

La longueur de la paroi latérale, mesurée sur une ligne allant de la clavicule au rebord de la dernière fausse-côte, en passant par le mamelon, est de 22 centimètres; la longueur du sternum est de 14 centimètres.

La *palpation* ne donne aucune différence.

La *percussion* permet de constater sous la clavicule gauche une *très légère submatité*; la même nuance s'observe en arrière et du même côté dans l'espace interscapulaire.

L'*auscultation*, pratiquée comparativement des deux côtés de la poitrine, laisse entendre à gauche, sous la clavicule, dans les mêmes points que la submatité signalée, une *inspiration à tonalité grave*, très dure et râpeuse.

L'expiration y est à la fois manifestement prolongée, point de râles.

A droite, dans les points homologues, la rudesse inspiratoire existe seule.

La température locale donne : { au sommet droit = 35°6.
{ au sommet gauche = 35°2.

On ne perçoit de souffles ni au cœur, ni dans les vaisseaux du cou. Pas de dilatation de l'estomac.

Le 8 *juillet* nous avons revu la malade, elle a toujours sa petite fièvre le soir, et ses sueurs la nuit ; sa toux persiste, parfois suivie de crachats striés de sang et muco-purulents : ils contiennent des *bacilles tuberculeux*.

La submatité existe toujours sous la clavicule gauche, comme l'inspiration rude et basse et l'expiration prolongée ; mais quelques *craquements humides* éclatent sous l'oreille ; à droite l'inspiration est saccadée.

Quelques jours après, Adrienne G... partait avec sa famille pour l'Algérie.

OBSERVATION V. — *Tuberculose pulmonaire — hémoptysies précoces — inspiration rude et basse — absence complète d'expectoration.*

Louise B... est une grande fille de 22 ans, anémique et très nerveuse ; ses père et mère sont bien portants ; mais elle a perdu 2 frères, l'un, à 3 mois, de convulsions, l'autre à 3 ans, de méningite, et parmi les 4 enfants survivants, dont elle est l'aînée, un garçon de 14 ans est un phtisique reconnu.

Elle-même, née à Paris, n'a pas eu, avant 14 ans, d'autre maladie que la coqueluche ; à cet âge, elle fit un séjour à la campagne, prenant du fer et du lait, pour combattre une anémie commençante ; mais elle se rétablit promptement, revint à Paris, fut réglée à 15 ans et se maria à 16. Son mari était de santé délicate, atteint de syphilis, sujet aux bronchites, et porteur d'une fistule à l'anus qui fut opérée sans succès.

Mariée en juillet 1881, Louise B... fit, 3 mois après, une première fausse couche. Ce fut le signal d'une altération rapide de sa santé ; elle perdait son appétit, maigrissait sensiblement, se plaignait de gastralgies et de constipation opiniâtre ; enfin, elle commençait, elle aussi, à tousser.

Une grossesse heureuse parut arrêter la marche du mal, et le 15 décembre 1882, Louise B... accouchait d'un garçon qui mourut deux ans plus tard de méningite. Mais, à partir de ce moment, sa santé recommence à décliner ; la toux est continuelle, une bronchite se déclare, et des fausses couches répétées viennent encore aggraver son état : elles se produisent en août 1883, en janvier 1884, en octobre 1884, en janvier 1885 et en janvier 1886. Une hémoptysie légère survient à cette dernière date, et la malade consent à se soigner : elle prend, sur les conseils de son médecin, du lactophosphate de chaux, et applique, à différentes reprises, des vésicatoires sur les sommets de la poitrine. Au mois d'août 1886, à la suite d'un coup violent reçu sur la poitrine, nouvelle hémoptysie qui se répète cinq jours de suite, la malade rendant chaque fois la valeur d'un quart de verre de sang.

Depuis lors, jusqu'au moment où nous l'avons vue pour la première fois, l'état de Louise B... est resté stationnaire ; l'amaigrissement n'est pas trop accentué, et la malade, très énergique, très active, peut encore, sans trop de fatigue, exercer régulièrement son métier de couturière ; mais son appétit est toujours très faible ; les digestions sont difficiles et la constipation continuelle. La nuit, elle est couverte de sueur, et si elle n'a point de fièvre le soir, elle se plaint, en revanche, d'une céphalalgie presque quotidienne. Les hémoptysies ne sont point revenues, mais la toux persiste, moins fréquente qu'auparavant, mais toujours aussi sèche : l'expectoration manque absolument.

L'examen de la poitrine donne les résultats suivants :

La *palpation* et la *percussion* sont *négatives* ; mais on détermine par la *pression*, du côté gauche, en avant sous la clavicule, en arrière dans la fosse sus-épineuse, une *douleur* assez vive.

L'*inspiration*, sous les deux clavicules, est *rude*, presque granuleuse ; mais elle est notablement plus *basse* sous la clavicule gauche. En ce point les bruits du cœur se perçoivent très nettement. En arrière, mêmes signes ; aux deux bases, la respiration est normale.

La température locale sous-claviculaire donne des deux côtés 35° 6.

On perçoit, au cœur, un souffle systolique au foyer pulmonaire, et un souffle continu avec renforcement dans les vaisseaux du cou.

L'estomac est dilaté : le bruit de clapotage est des plus nets.

Nous avons pu revoir Louise B... le 4 juin 1888. L'état général, malgré l'irrégularité avec laquelle elle suit le traitement indiqué, ne s'est pas sensiblement aggravé. Elle tousse toujours, et toujours sans cracher ; elle a conservé ses gastralgies, sa constipation et sa migraine ; l'aménorrhée est presque complète, mais, au sommet gauche de sa poitrine, on entend maintenant des *râles cavernuleux*.

OBSERVATION VI. — *Tuberculose pulmonaire avancée — sous l'influence d'un traitement énergique, retour à l'inspiration rude et basse.*

Au mois d'avril 1887, madame D... amenait à la consultation de l'Hôpital des Enfants malades ses deux enfants, Louis et Fernande, inquiète de les voir tousser et maigrir. Point d'antécédents tuberculeux dans la famille ; les grands-parents des deux petits malades sont morts à un âge avancé ; le père qui a 52 ans, et la mère qui en a 36, jouissent d'une bonne santé et d'une vigoureuse constitution.

Louis D..., qui a huit ans, est né à terme ; il a été nourri par sa mère, au sein, à Paris, pendant 17 mois, et l'alimentation a été rigoureusement lactée jusqu'à un an. Il a marché à 14 mois, et sa dentition s'est effectuée sans retard et sans accidents.

Comme maladies antérieures, il a eu la varicelle à 3 ans, et la scarlatine à 6 ans. En décembre 1886, il contracte les oreillons, et le 3 janvier 1887 il gardait encore la chambre lorsque, le soir, il fut pris d'un frisson, et, peu de temps après, d'un violent point de côté. Le lendemain, un médecin appelé constata l'existence d'un petit épanchement occupant la base du côté gauche : il n'augmenta pas du reste les jours suivants et disparut complètement en six semaines, après des badigeonnages de teinture d'iode et l'application de trois vésicatoires.

L'enfant était encore convalescent lorsque sa sœur lui transmit la rougeole ; il guérit en trois semaines de sa fièvre éruptive, mais il en garda une petite toux que rien n'a pu arrêter.

Louis D... est assez grand pour son âge, intelligent, gai, et très doux. Il ne se plaint de rien, mais il tousse ; sa voix est un peu voilée, et bien que son appétit soit conservé, ses digestions faciles, sans constipation ni diarrhée, il maigrit.

Nous examinons sa poitrine, et nous trouvons :

Une faible *augmentation des vibrations* vocales, en avant et à gauche. A la *percussion*, on délimite une *submatité* très appréciable, occupant un espace de trois travers de doigt au-dessous de la clavicule gauche, et descendant, en arrière, à deux travers de doigt au-dessous de l'épine de l'omoplate.

A l'*auscultation* : on perçoit sous les deux clavicules la propagation des bruits du cœur ; à gauche *inspiration très rude et basse, expiration prolongée, râles sous-crépitants* nombreux ; à droite, *inspiration rude, expiration prolongée* ; pas de râles.

En arrière dans les fosses sus-épineuses, mêmes signes.

La température locale donne : $\begin{cases} \text{au sommet droit} = 36,2 \\ \text{au sommet gauche} = 36,3 \end{cases}$

Rien à noter du côté des autres appareils.

Fernande D... a cinq ans et demi ; elle est née à terme et a été comme son frère, nourrie par sa mère, au sein, à Paris, jusqu'à 17 mois. Comme lui, elle a eu la varicelle à 2 ans ; d'ailleurs, la pleurésie excepté, toutes les maladies leur sont communes, et en janvier et février 1887, Fernande a eu successivement les oreillons et la rougeole ; mais il est un fait qui domine l'histoire des antécédents pathologiques de la petite malade : « A 18 mois, dit sa mère, elle a eu une fluxion de poitrine et depuis, tous les hivers, elle a sa petite bronchite. »

C'est une grande petite fille de 1 mètre 12, bien conformée, sauf une légère incurvation rachitique des tibias. Comme son frère, elle a des cheveux blonds, des yeux bleus, l'air très éveillé, la physionomie très intelligente et douce. Comme lui elle a bon appétit et digère bien, mais tousse toujours et maigrit un peu.

On l'ausculte et l'on entend : ni râles, ni souffles, ni propagation des bruits du cœur ; mais sous la clavicule gauche, une *inspiration rude, basse*, et une *expiration* légèrement *prolongée*.

La palpation et la percussion sont muettes.

Le 14 juin 1888, nous avons revu Louis et Fernando ; le traitement ordonné a été suivi rigoureusement ; ils ont tous les deux pris de l'huile de foie de morue tout l'hiver, et de l'iodure de fer tout l'été. Deux fois par semaine, ils ont eu chacun leur badigeonnage de teinture d'iode sur la poitrine ; enfin ils ont passé, l'été dernier, cinq mois à la campagne.

Aussi, ils ne toussent plus, ni l'un ni l'autre ; nous avons ausculté Louis et nous n'avons plus trouvé à son sommet gauche de râles sous-crépitants ; il ne lui reste que de l'inspiration rude et basse et de l'expiration prolongée.

Cet hiver, Fernande n'a pas eu sa petite bronchite ; son inspiration est encore un peu rude sous la clavicule gauche ; mais d'un côté à l'autre la différence de tonalité s'est presque complètement effacée.

OBSERVATION VII. — *Tuberculose pulmonaire — sueurs nocturnes — toux — fièvre vespérale — inspiration rude et basse.*

Charles L..., 13 ans, entré à l'Hôpital des Enfants malades le 16 janvier 1888, salle Saint-Thomas, n° 28.

On ne relève rien de suspect dans ses antécédents héréditaires ; lui-même, né à terme, nourri par sa mère, au sein, n'a pas eu de maladies graves, et, apprenti mécanicien depuis trois ans, il n'a jamais été forcé, malgré une céphalalgie assez fréquente, et une toux légère dont il ne peut préciser les débuts, d'interrompre son métier.

Le 12 janvier, il avait passé la matinée à l'atelier. Revenu chez lui à midi, pour déjeuner, il n'eut point d'appétit ; à deux heures, il ressentit un violent mal de tête, des douleurs de ventre, et comme il grelottait et toussait plus que de coutume, il se coucha. Le soir, il expectora quelques crachats sanguinolents ; la nuit, il ne dormit point, et, au bout de quatre jours, les mêmes symptômes persistant, il se décida à venir à l'hôpital.

C'est un gros garçon à cheveux *roux*, assez bien développé pour son âge ; la conformation du thorax est légèrement défectueuse ; il est trop long pour sa largeur, avec une dépression sternale. Pas de traces de rachitisme sur les membres — L'état gastro-intestinal s'améliore rapidement ; la céphalalgie diminue ; les douleurs abdominales disparaissent ; on ne note ni épistaxis, ni rêvasserie, ni taches rosées ; pas de diarrhée, ni de constipation ; trois jours après son entrée, le malade n'a plus de fièvre ; son appétit renaît et il demande à se lever.

Mais il tousse toujours. La toux est sèche, brève ; le matin elle chasse parfois quelques crachats spumeux.

L'examen de la poitrine donne les résultats suivants :

Palpation négative.

A la *percussion*, submatité douteuse sous la clavicule gauche. Rien à droite.

A *l'auscultation*, sous la clavicule droite, *inspiration rude* ; sous la clavicule gauche, inspiration très rude mais en même temps d'une tonalité de beaucoup inférieure à celle du côté droit ; pas de saccades pas de râles.

En arrière, à droite, dans la fosse sus-épineuse, respiration rude, légèrement soufflante ; à gauche, mêmes caractères que sous la clavicule correspondante.

Au mois de mars 1888, Charles L.... a encore fait un séjour à l'hôpital, salle Saint-Thomas, lit n° 26, pour une angine phlegmoneuse dont il a guéri en deux semaines.

Nous l'auscultons, et nous retrouvons les mêmes signes que ceux constatés en janvier ; il existe toutefois cette différence que l'inspiration rude et basse sous la clavicule gauche y est par moments nettement saccadée.

L'état général du malade ne s'est point modifié ; il a bon appétit, digère bien et ne maigrit pas. Mais toutes les nuits il sue abondamment, et tous les soirs, il éprouve un léger mouvement fébrile.

Nous l'avons encore revu le *4 juin* : l'inspiration est toujours râpeuse, grave, et saccadée au sommet gauche ; au sommet droit la respiration est un peu affaiblie. Point de râles.

Même intégrité des fonctions digestives ; mais aussi même toux, avec expectoration presque nulle, spumeuse, parfois striée de sang ; mêmes sueurs nocturnes ; même fièvre quotidienne et vespérale.

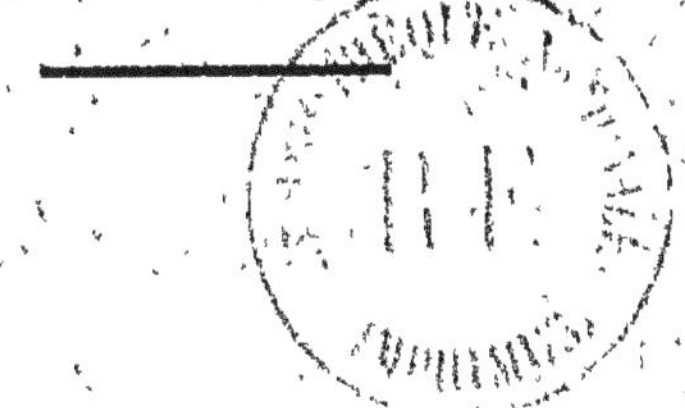

TABLE DES MATIÈRES

TROISIÈME PARTIE
SYMPTÔMES LOCAUX DE LA TUBERCULOSE PULMONAIRE

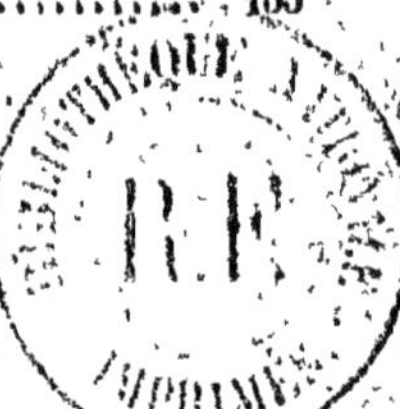

LE MANS. — TYPOGRAPHIE EDMOND MONNOYER

9 782016 132555